北京胸科医院建院70周年纪念丛书

Analysis of Classic Cases of
Tuberculosis

结核病
经 典 病 例 评 析

组织编写
首都医科大学附属北京胸科医院
北京市结核病胸部肿瘤研究所

主编
唐神结 李 亮

中国科学技术出版社
·北 京·

图书在版编目（CIP）数据

结核病经典病例评析 / 唐神结，李亮主编 . -- 北京 : 中国科学技术出版社，
2025. 1. -- ISBN 978-7-5236-1154-8

Ⅰ . R52

中国国家版本馆 CIP 数据核字第 20249XR042 号

策划编辑	靳　婷　延　锦
责任编辑	靳　婷
文字编辑	延　锦
装帧设计	佳木水轩
责任印制	徐　飞

出　　版	中国科学技术出版社
发　　行	中国科学技术出版社有限公司
地　　址	北京市海淀区中关村南大街 16 号
邮　　编	100081
发行电话	010-62173865
传　　真	010-62179148
网　　址	http://www.cspbooks.com.cn

开　　本	889mm×1194mm　1/32
字　　数	104 千字
印　　张	6
版　　次	2025 年 1 月第 1 版
印　　次	2025 年 1 月第 1 次印刷
印　　刷	北京盛通印刷股份有限公司
书　　号	ISBN 978-7-5236-1154-8/R·3386
定　　价	99.00 元

编著者名单

组织编写　首都医科大学附属北京胸科医院 /
　　　　　北京市结核病胸部肿瘤研究所

主　　编　唐神结　李　亮

副 主 编　高孟秋　段鸿飞　初乃惠　马　丽
　　　　　聂文娟　杨新婷

编　　委　（以姓氏笔画为序）

　　　　　车南颖　兰汀隆　刘秋月　刘　慧
　　　　　闫晓婧　李　亮　初乃惠　张　静
　　　　　要鹏韬　段鸿飞　侯代伦　秦世炳
　　　　　聂文娟　高孟秋　唐神结

编　　者　（以姓氏笔画为序）

　　　　　马丽萍　王　帆　王　恒　王　敬
　　　　　王　隽　王庆枫　王宇津　王雪钰
　　　　　戈启萍　石文卉　卢彦帮　史剑权
　　　　　吕子征　吕欣娜　刘　颖　刘荣梅
　　　　　严广璇　杜亚东　李　元　李　华
　　　　　李　琦　李　强　李文胜　李雪莲
　　　　　杨新婷　吴晓光　吴恩东　宋艳华
　　　　　张　芸　张　楠　张　鑫　张如云
　　　　　陈红梅　邵玲玲　林海峰　赵　丹

荆　玮　聂理会　郭　茹　唐　恺

黄麦玲　梁清涛　董伟杰　韩　芬

程　文　谢　莉　雷　轩　滕田璐

学术支持　首都医科大学结核病临床诊疗与研究中心

北京胸科医院结核病临床医学中心

北京市感染性疾病科专科医联体

中国 CDC 结核病防治临床中心办公室

北京市结核病专病联盟

内容提要

....

　　本书由首都医科大学附属北京胸科医院组织结核病领域的一线专家联合编写，精选了一系列结核病及相似相关疾病中的代表性病例，对诊断、治疗及预防进行了分析与讨论，不仅详述了疾病的不同表现形式、误诊情况、病理结果、治疗过程及最终确诊方法，还介绍了新近研究成果和临床实践经验，有助于读者理解结核病的多样性与复杂性。本书病例真实，条理清晰，阐释全面，可为专业医务工作人员提供实用参考，有助于了解掌握新诊疗技术，为结核病防治工作做出贡献。

前　言

　　结核病一直是全球公共卫生面临的重大挑战之一。根据 2024 年全球结核病报告，2023 年，我国估算结核病新发患者数为 74.1 万，发病率为 52/10 万，死亡数估算为 2.5 万，死亡率为 2.0/10 万。在 30 个结核病高负担国家中，我国结核病发病数排名第 3 位，占全球发病数的 6.8%。结核病的临床表现较为复杂，不典型者不在少数，需要与其他疾病进行鉴别。重症、耐药结核病及有合并症的结核病治疗比较困难。因此，提升临床医务工作者精准诊断与治疗结核病的能力意义重大。

　　目前，有关结核病及相关疾病诊断、鉴别诊断与治疗的病例评析著作较为少见。为解决结核病临床实际病例鉴别诊断和诊疗过程中的实际问题，首都医科大学附属北京胸科医院组织结核病及相关领域专家共同编写了本书。

　　首都医科大学附属北京胸科医院专注于胸部疾病和结核病的诊疗、科研、教学和预防，拥有丰富的临床经验和科研能力，汇集了一批全国结核病诊治与基础研究的知名专家，在结核病的临床诊治、影像学、外科学、药学、基础医学、病理学等方面具有深厚的专业背景和实践经验。医院特别重视跨学科合作的重要性，因为结核病的有效管理需要医生、护士、实验室专业技术人员、公共卫生专家及患者自身的共同努力，所以针对每个病例均采用多学科诊疗模式，综合各学科专业知识，以提供更全面、更精准治疗方案。

书中的每个病例均详细介绍了病史、临床表现特点、诊断与鉴别诊断、诊疗经过、难点分析、专家点评、病种介绍等。同时介绍了具体的诊断方法,包括传统实验室诊断方法、影像学检查及最新分子生物学技术等。在治疗方面,不仅对治疗原则、治疗药物及药物选择、治疗方案等进行了深入探讨,还对如何合理使用药物、如何处理药物不良反应及如何处理合并症等提供了专业性指导。

　　本书主要面向结核病防治领域的医务人员,包括结核病定点医疗机构、非定点综合医疗机构、基层医疗卫生机构、实验室检测人员及疾病预防控制机构的工作人员,旨在提高医务人员对结核病诊断、治疗、管理及预防控制的能力。

　　医学知识在不断发展和更新,在编写过程中,我们力求病例内容和诊治信息的真实性、准确性、完整性和时效性,但由于篇幅有限,书中收录的病例不能囊括所有结核病及与之相似相关的疾病,点评部分也是基于专家自身工作背景和经验,可能存在一些偏颇或欠妥之处,欢迎同道批评指正,以期再版时做得更好。希望本书能够成为医疗专业人员、医学生及致力于结核病防治工作人员的重要参考,也希望通过本书的学习和分享,能够共同提高对结核病的理解和防治能力,为全球结核病的控制和消除做出贡献。

　　谨以此书献给所有致力于结核病防治工作的同仁们。

目　录

病例 1
不典型影像的耐药肺结核

【病例介绍】

1. 现病史 患者，男性，42岁，咳嗽、咳痰1个月。

患者1个月前无明显诱因出现咳嗽、咳痰，白痰，无咯血，无发热，伴胸痛，无明显胸闷、气短，就诊于当地医院，胸部CT可见双肺多发斑片实变影。

查体：双下肺呼吸音略低，余大致正常。

2. 化验检查 入院后考虑肺部感染（细菌、真菌）可能性大，头孢唑肟抗感染治疗同时完善相关检查。

血气分析提示，pH 7.46↑，PO_2 71mmHg↓，PCO_2 37mmHg↓，BE 26.8mmol/L。血常规：白细胞计数 6.63×10^9/L，血小板计数 257×10^9/L，淋巴细胞百分比17.9%，中性粒细

患者，中年男性，有咳嗽、咳痰等呼吸道症状，但无明显发热等感染中毒症状，且血白细胞、中性粒细胞无明显增高，血PCT正常，血 G、GM 试验阴性，胸部CT表现为双肺上叶尖后段斑片实变影，即使周围无卫星病灶，要注意除外肺结核。

胞百分比 71%，红细胞计数 $4.64 \times 10^{12}/L$，血红蛋白 146g/L。肝功能正常，CRE 105.2μmol/L，CRP 51.32mg/L↑。凝血一套：D- 二聚体 2.36mg/L↑，余正常。乙肝、丙肝、HIV、梅毒血清学检查阴性。血 HbA1c 5.1%。血 PCT 正常。血 G 试验、GM 试验阴性。血呼吸道病原体（流感、副流感、腺病毒、呼吸道合胞病毒、支原体、衣原体、Q 热立克次体、嗜肺军团菌）IgM 抗体阴性。血 IGRA 阴性。血肿瘤标志物（CEA、NSE、pro-GRP、SCC、CYFRA21-1、AFP、CA199、CA153、CA125）正常。血自身抗体未见异常，血 ANCA 阴性。血 ACE 正常。尿常规：尿蛋白（±），GLU（±），酮体（±）。痰涂片抗酸染色 3 次均阴性。痰 MTB Xpert 2 次均阴性。痰涂片 3 次未见癌瘤细胞。痰呼吸道病原菌核酸检测均阴性。

痰涂片革兰染色提示，上皮细胞<10/LP，白细胞>25/LP，革兰阳性球菌阳性，革兰阴性杆菌阳性，革兰阳性杆菌阳性，真菌阴性。痰细菌培养未见到病菌。痰真菌培养结果显示，白假丝酵母菌伊曲康唑（LRB 敏感），白假丝酵母两性霉素 B（LRB），白假丝酵母 5- 氟胞嘧啶（LRB 敏感），白假丝酵母氟康唑（LRB 敏感），白假丝酵母伏立康唑（LRB 敏感）。痰 NGS 查到肺炎链球菌、假肺炎链球菌、流感嗜血杆菌、副流感嗜血杆菌、白色念珠菌。

B 超提示，右侧锁骨上可见数枚淋巴结，较大

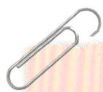

大部分结核病 IRGA 阳性，但 IGRA 阴性仍不能完全排除结核病

1.2cm×0.6cm，形态欠规则，内回声不均匀。胸腔未见积液。轻度脂肪肝，肝内钙化灶。

支气管镜检查未见异常。支气管镜灌洗液普通培养及真菌培养未见致病菌；支气管刷片及灌洗液涂片抗酸染色 3 次阴性；灌洗液 MTB Xpert 阴性；刷片 4 次均未查到癌细胞。灌洗液 NGS 查到鲍曼不动杆菌、铜绿假单胞菌、副流感嗜血杆菌、肺炎链球菌、肺炎克雷伯菌、木糖氧化无色杆菌，未查到真菌。

患者出院后院外莫西沙星抗感染治疗 14 天，2022 年 6 月 2 日复查胸部 CT 右肺上叶尖后段病变增大，余双肺病变减少、缩小（图 1-1）。

肺穿刺活检示右肺上叶后段支气管肺组织内可见少许类肉芽肿结构及个别多核巨细胞，未见明确坏死（图 1-2）。结核分枝杆菌分子病理检测结果提示，TB-DNA（+，存在异烟肼、利福平、乙胺丁醇耐药突变，氟喹诺酮未检出突变），分枝杆菌基因检测（+，结核分枝杆菌复合群）。特殊染色结果提示，抗酸染色（－），PAS 染色（－）。

3. 诊断 肺结核。

4. 诊疗过程 诊断耐多药肺结核。予以贝达喹啉、利奈唑胺、莫西沙星、环丝氨酸、吡嗪酰胺抗结核，6 个月后停用贝达喹啉，患者肺内病变明显吸收减少（图 1-3）。

肉芽肿未见坏死，不能除外结核病灶

建议对病理组织做分子病理，并行耐药分子病理检测

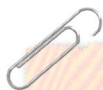

CT 病灶结核影像不典型，为伪斑，边界欠清晰，沿叶间裂走行

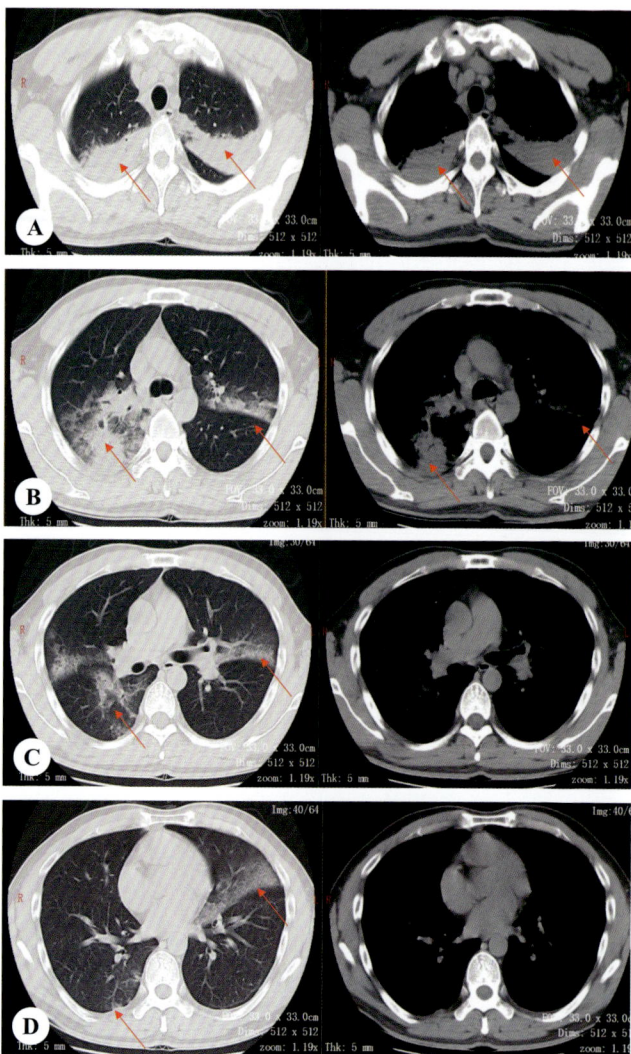

▲ **图 1-1** 胸部 CT 示双肺散在斑片、结节、淡絮及索条影，边界欠清，与邻近胸膜粘连，胸膜下小叶间隔增厚，纵隔多发淋巴结肿大

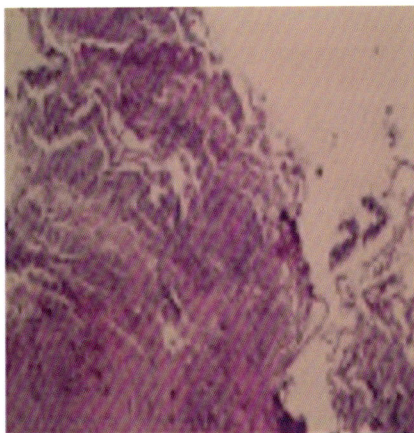

◀ 图 1-2　肺穿刺病理：肺上叶后段支气管肺组织内可见少许类肉芽肿结构及个别多核巨细胞，未见明确坏死

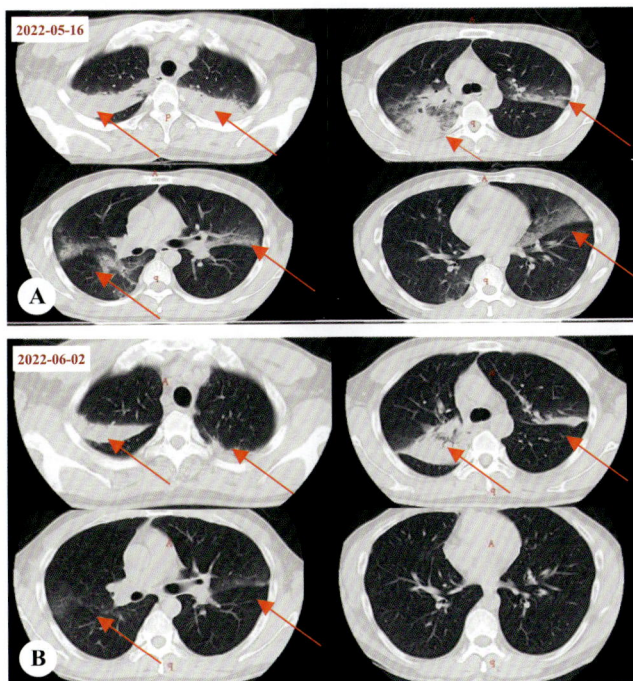

▲ 图 1-3　抗结核治疗后胸部 CT，肺内病变逐渐减少

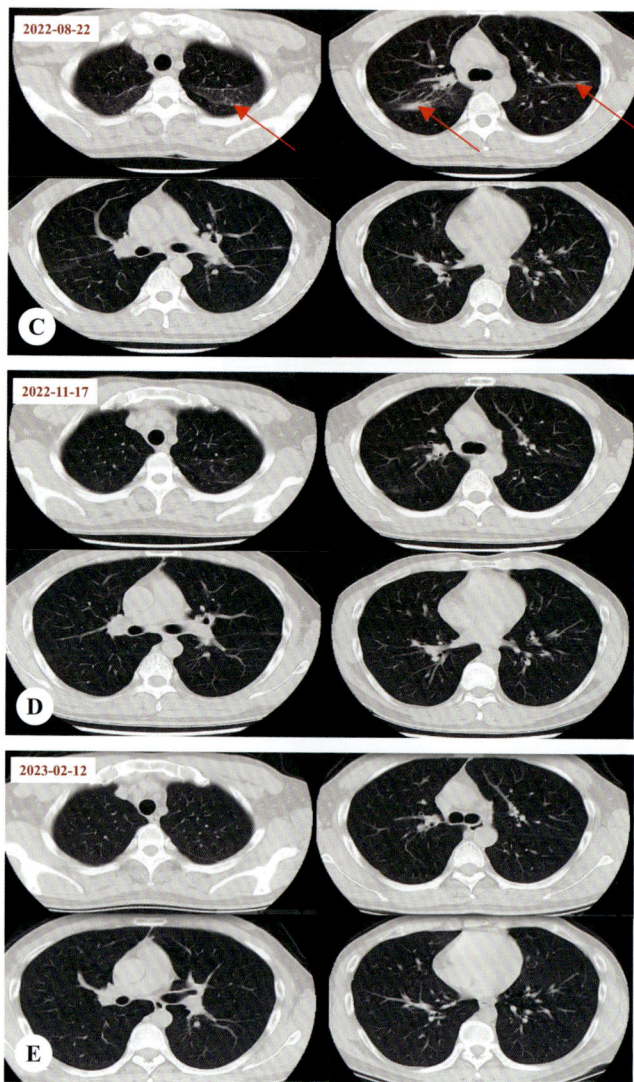

▲ 图 1-3（续） 抗结核治疗后胸部 CT，肺内病变逐渐减少

【难点分析】

该患者中年男性，亚急性病程，患者无发热，肺内多发实变影，血常规白细胞、中性粒正常，PCT正常，头孢类抗生素抗感染治疗，肺内实变影短期内明显增多、增大，然而，反复痰及支气管镜灌洗液病原学检查未找到致病菌。最终通过支气管镜活检病例确诊耐多药肺结核。这种不典型肺结核，影像特点似肺炎，但临床表现、实验室化验与肺炎不符。不典型肺结核的诊断一定要找到病原学证据明确诊断，目前结核分枝杆菌分子生物学检查方法灵敏度明显提高，且病理组织可以进行分子病理检查明确诊断。

> 诊断不明确，强烈建议取病理，并行分子病理查找病原

【专家点评】

近些年由于结核分枝杆菌分子生物学诊断方法的不断改进，通过痰液、支气管镜灌洗液、其他体液查到结核分枝杆菌的灵敏度明显提高，提高了结核病的确诊率，明显减少了误诊率。这对于不典型肺结核来说，进一步减少其误诊、误治率。本病例胸部CT表现形式类似机化性肺炎。对于中年男性，亚急性或慢性病程，碰到类似情况要进行肺结核、机化性肺炎、淋巴瘤、肺炎、肺癌、肺真菌病的鉴别诊断。该病例抗结核治疗后肺内病变明显吸收好转，抗结核治疗方案中的莫西沙星、利奈唑胺能覆盖大部分病原体，本病例不能完全除外肺结核合并

病例1 不典型影像的耐药肺结核

肺部感染。

【病种介绍】

近年来，利福平耐药结核病患者数量逐年增多，且其治疗困难，治疗费用昂贵，成为控制结核病的难题。结核病容易发生于免疫力下降人群，如 HIV 感染者、其他免疫缺陷人群、肾衰竭透析患者、服用免疫抑制药（糖皮质激素、生物制剂及抗排异药物等）、血糖控制不佳的糖尿病患者等。患者吸入含结核分枝杆菌的飞沫核后引起发病，痰液或其他体液、病理组织标本中查到结核分枝杆菌是结核病的确诊标准。80% 的结核病患者为肺结核。影像学诊断是肺结核的重要诊断手段，肺结核表现为以渗出、增殖、坏死而形成的影像学特点，多见于双肺上叶尖后段及下叶背段，呈多发斑片、斑点、结节、树芽及索条影，其影像学表现特点与患者免疫力、结核分枝杆菌数量、毒力有关。

在临床工作中，典型肺结核不难诊断，但我们经常可以见到一些不典型肺结核，特别是对于存在免疫缺陷的人群，不典型肺结核发生率明显增高。既往有专家将不典型肺结核 CT 表现形式分为微结节簇集征、反晕征、多发肺气囊、血行播散性结核病的弥漫性磨玻璃影、血行播散性结核病随机分布的非粟粒结节表现形式、发生在肺气肿或蜂窝肺背景上的肺实变、机化性肺炎模式。

【诊断流程】

以下为具体诊断流程。

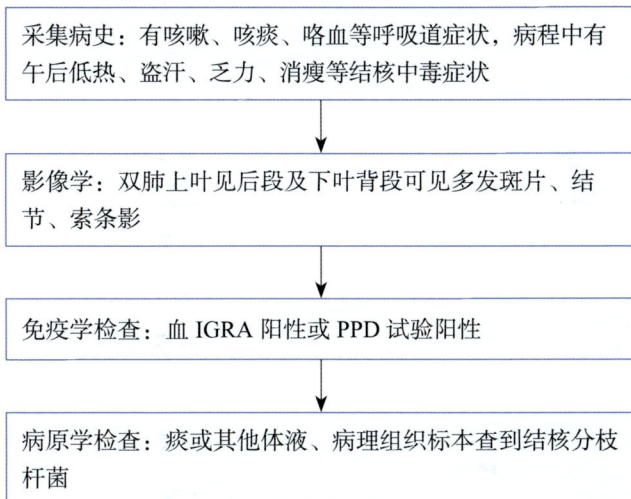

采集病史：有咳嗽、咳痰、咯血等呼吸道症状，病程中有午后低热、盗汗、乏力、消瘦等结核中毒症状

↓

影像学：双肺上叶见后段及下叶背段可见多发斑片、结节、索条影

↓

免疫学检查：血 IGRA 阳性或 PPD 试验阳性

↓

病原学检查：痰或其他体液、病理组织标本查到结核分枝杆菌

参 考 文 献

[1] Zeng Y, Zhai XL, Wáng YXJ, et al. Illustration of a number of atypical computed tomography manifestations of active pulmonary tuberculosis [J]. *Quant Imaging Med Surg*, 2021, 11(4):1651-1667.

[2] 唐神结，高文．临床结核病学 [M]．2 版．北京：人民卫生出版社，2019.

[3] 唐神结，李亮．临床医务人员结核病防治培训教材 [M]．北京：人民卫生出版社，2019.

[4] 李琦，黄兴涛，柳彬，吴景全，梁秀梅．118 例肺结核的不典型 CT 表现 [J]．重庆医学，2014,(19):2478-2480.

病例 2
肺结核合并曲霉菌病大咯血

慢性肺曲霉病全肺切除术后并发休克及器官功能障碍的抢救过程，可谓一波三折。急性胸腔出血为术后严重并发症，早期休克识别、诊断及治疗为患者后续生存赢得时机。后续急性肾功能损伤的出现与早期低血容量导致肾脏低灌注相关，床旁连续肾替代治疗是有效的支持手段。

【病例介绍】

1. 现病史　患者，女性，59 岁，诊断左肺结核 28 年，间断咯血 2 年余。

患者 1994 年因发热伴咳嗽、咳痰，于当地医院确诊左肺结核，给予利福平 + 异烟肼 + 吡嗪酰胺治疗 7 个月后痊愈。多年来无明显自觉症状。2020 年行开颅手术后出现咯血，量为 50～100ml/d，伴呼吸困难，于北京某医院行介入治疗后好转。2 年来反复出现咯血，咳嗽、咳痰，为黄痰，否认发热、胸痛、声音嘶哑等症状，无盗汗、乏力、四肢关节痛等症状，给予抗感染、止血等治疗后好转。为进一步诊治来我院门诊，行胸部 CT 示左肺毁损、左肺多发空洞、部分空洞内软组织肿块（图 2-1），考虑合并曲霉菌病不除外。门诊以"左肺结核性毁损肺"收入我院胸外科。

既往高血压病史 6 年，血压最高 160/100mmHg，目前服用厄贝沙坦氢氯噻嗪，血压控制可。

查体：左侧胸廓塌陷，呼吸动度弱，肋间隙变窄，叩诊浊音，余大致正常。

2.检查

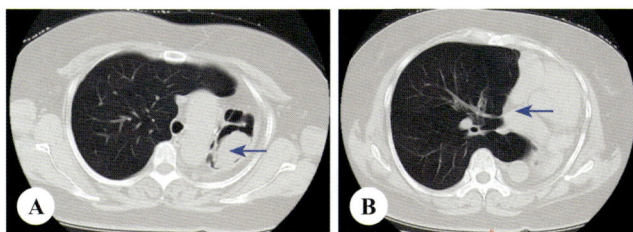

▲ 图 2-1　术前 CT

A.左肺毁损，空洞形成，曲菌球；B.心脏移位，右肺疝入左侧胸腔

3.诊断　肺结核合并曲霉菌病。

4.诊疗经过　患者完善相关检验检查后于 2022 年 10 月 25 日全麻下行左全肺切除术，术中出血约 700ml，术后当日出现血压下降、心率增快，循环不稳定，急查血红蛋白 46g/L，联系输血、扩容等治疗，发生心搏骤停，心肺复苏成功，动脉血气示 pH 6.8、乳酸 16mmol/L，给予扩容、补液、输血等治疗维持生命体征稳定，床旁 X 线片示左侧胸腔高密度影（图 2-2），立即加强止血，复查血红蛋白 71g/L、血小板 92×10^9/L；肝功能检查结果示天

冬氨酸氨基转移酶 858U/L、乳酸脱氢酶 1818U/L；肾功能检查结果示尿素氮 10.9mmol/L、肌酐 207.9μmol/L。给予抗感染、抗休克、补液、止血、输血、保肝等对症治疗；行 Picco 血流动力学监测；复查生化检查示肝酶、肌酐等指标持续上升，给予 CRRT。期间复查胸部 X 线片示右侧胸腔积液，血红蛋白较前下降，给予置管引流，为血性胸腔积液（图 2-3 和图 2-4），不除外纵隔胸膜破损，左侧胸腔出血流至右侧，复查 CT 提示左侧胸腔仍有高密度区（图 2-5），且患者循环不稳定，体位变化时心率减慢，与外科医师讨论后，给予超声定位左侧胸腔置管引流，引出约 200ml 血性积液后，血压趋于稳定。

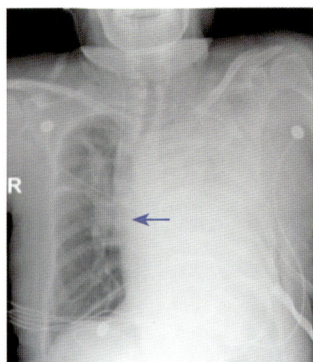

▲ 图 2-2　纵隔移至健侧

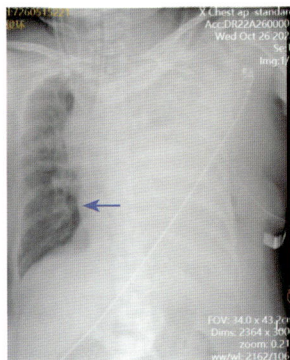

▲ 图 2-3　止血后左侧胸腔仍有高密度影，纵隔仍移位

2022年11月22日拔除气管插管，给予经鼻高流量治疗，复查动脉血气未见明显异常，2022年11月28日给予面罩雾化加压治疗。

患者痰培养结果回报多重耐药鲍曼不动杆菌，给予替加环素＋美罗培南抗感染治疗，同时气道雾

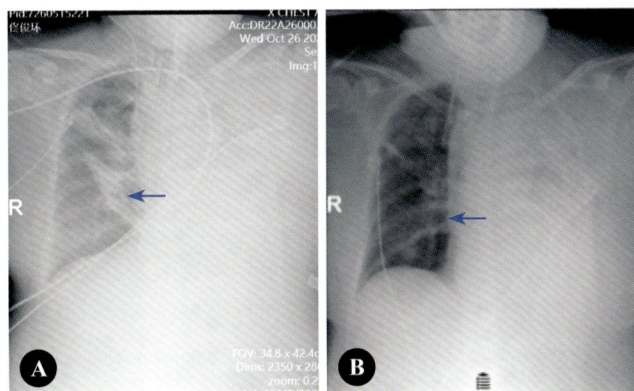

▲ 图 2-4　**A.** 右侧肺透亮度均一降低，纵隔回至正中，提示左胸腔压力高，沿纵隔胸膜破入右侧胸腔；**B.** 右侧胸腔引流后肺透亮度恢复

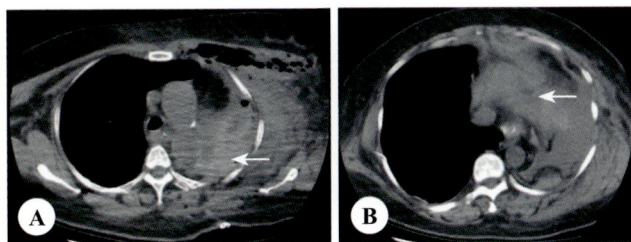

▲ 图 2-5　术后第 **3** 天，提示左侧胸腔积血（**A**）、心脏受压（**B**）

化多黏菌素。患者慢性肺曲霉病，给予伏立康唑抗真菌治疗。同时给予替考拉宁覆盖球菌。复查结核相关检查未见活动性结核征象。

　　患者 2022 年 11 月 14 日出现黑便，给予奥美拉唑＋生长抑素及凝血酶治疗，2022 年 11 月 16 日出现便血，消化内镜急查示乙状结肠处血管出血，给予钳夹治疗，余部位可见散在溃疡。凝血方面：患者间断复查下肢静脉超声，早期给予物理预防，待出血倾向减轻，给予低分子肝素抗凝治疗。肾脏方面：患者急性肾损伤考虑与失血性休克、心肺复苏后缺血再灌注损伤等因素相关，早期给予 CRRT 及利尿对症治疗，后恢复自主尿量 100ml/h，周身水肿较前缓解。患者早期合并电解质紊乱，给予降钾、降钠、补充自由水后缓解。心血管系统：患者早期有与体位改变的心率过缓，后胸腔出血停止（图 2-6 和图 2-7），全身状态稳定后未再发生窦缓。神经肌肉方面：患者撤机后，在经鼻高流量氧疗支持下，可满足呼吸需求，可配合进行康复锻炼。行头颅 CT 检查示脑干高密度影，枕骨、寰椎骨皮质不连续，双侧枕骨高密度影，术后改变可能。间断康复训练，四肢肌力较前恢复。

【难点分析】

　　结核毁损肺合并曲霉菌感染咯血；胸膜全肺切除；休克，多器官功能不全。

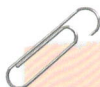

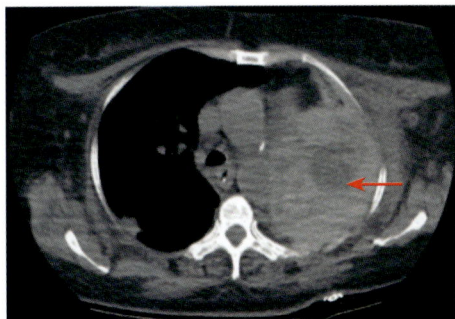

▲ 图 2-6　术后第 7 天，仍提示左侧胸腔积血

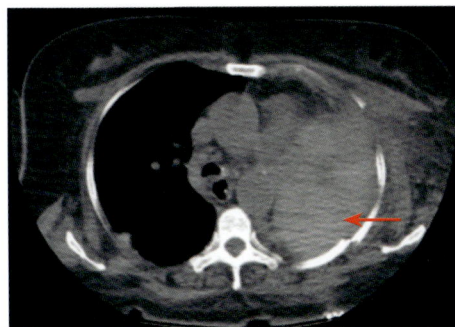

▲ 图 2-7　出院前右侧胸腔稳定，无新发出血

【专家点评】

　　该患者基础疾病为陈旧性肺结核毁损肺合并肺曲霉病。肺结核是慢性肺曲霉病首要病因。手术是治疗合并咯血的肺曲霉病的主要治疗方法。

　　患者的重症情况为失血性休克致多脏器功能不全甚至衰竭。通常在迅速失血超过全身总血量的

20%时可出现休克，主要表现为 CVP 降低、回心血量减少和心排血量下降，在神经－内分泌机制作用下可引起外周血管收缩、血管阻力增加和心率加快以优先保证重要脏器的关注，若血容量得不到及时纠正，最终可因微循环障碍造成各组织器官功能不全和衰竭。补充血容量的同时控制出血源是主要治疗方法。

本病例为全肺切除术后患者，胸腔引流管常规呈夹闭状态，早期识别胸腔出血具有一定难度，需要根据一些间接征象判断，如心率、血压、影像等资料。术后纵隔移位和膈肌抬高使重要脏器，包括心脏、大血管、肝和脾的位置在全肺切除术后发生明显改变。左全肺切除术后，心脏逆时针旋转进入空虚的左侧胸膜腔。患者左肺毁损，右肺代偿性肺气肿，疝向左侧胸腔，伴随心脏位置改变，术后胸腔出血，与增大的右肺共同对心脏产生压迫，患者较早出现心搏骤停，心脏复搏后，仍经历休克、缺血再灌注损伤，以及胸腔压力升高，易出现随体位变化而生的心动过缓。

急性肾损伤是大手术、休克、感染后易发生的病理生理状态，表现为肾小球滤过率降低，肾小管功能障碍等，严重时发生急性肾功能衰竭，患者 AKI 发生后，早期循环不稳定，感染风险高，内环境紊乱，抗生素、营养支持无法全量给予，早期行 CRRT，除稳定内环境，也在抗休克、感染防治、营养支持等方面起到重要作用。

患者后期出血下消化道出血，结肠镜显示较广泛的结肠黏膜损伤，局灶出血，与前期休克、全身炎症反应、缺血再关注损伤有关，为多器官功能不全的一部分。

【病种介绍】

休克是指氧供减少、氧耗增加、氧利用不足或这些原因同时存在导致的一种细胞和组织缺氧状态。"不明原因的休克"指已发现休克但其原因不明的情况。目前已确认四类休克，但很多患者同时存在下列多种休克。分布性休克原因有许多，包括脓毒性休克、全身炎症反应综合征、神经源性休克、过敏性休克、中毒相关的休克和内分泌性休克。心源性休克可能源于心肌病变、心律失常或机械性异常。低血容量性休克可能由失血或非失血性体液丢失造成。梗阻性休克可能为肺血管相关性的或由于前负荷下降的机械性原因。细胞缺氧导致细胞膜离子泵功能障碍、细胞内水肿、细胞内容物渗漏到细胞外间隙，以及细胞内 pH 失调。这些生化过程进而发展为酸中毒、内皮功能障碍，以及炎症和抗炎级联反应进一步激活。大多数类型休克的共同表现为心排血量和（或）体循环血管阻力降低。一般而言，重度低血容量、心源性休克和晚期梗阻性休克表现为心排血量降低和体循环血管阻力代偿性增加，以维持重要脏器的灌注；而分布性休克通常表现为体循环血管阻力降低和心排血量代偿性增加。线粒体功能障碍所致休克的患者心排血量和体循环血管阻力正常，但氧利用不足。严重休克患者诊断性评估及治疗应同时进行，初始检查应包括影像学检查及实验室评估，同时识别并治疗引起休克的具体病因。

【诊断流程】

以下为具体诊断流程。

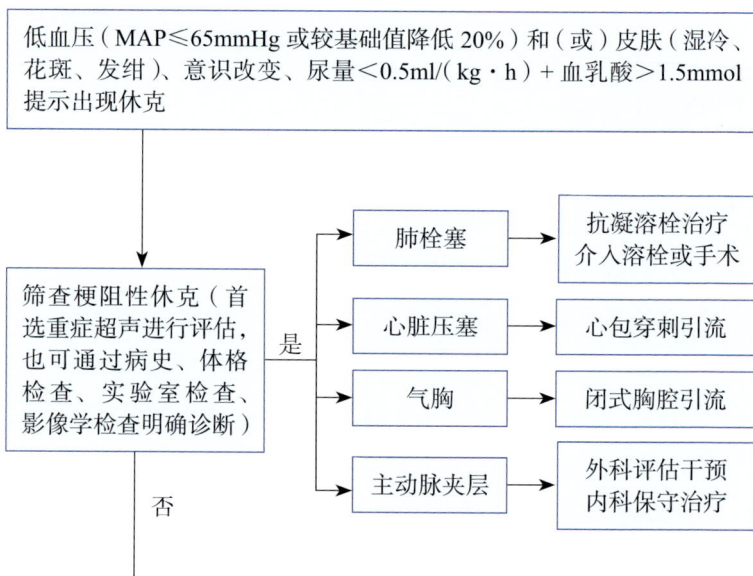

低血压（MAP≤65mmHg 或较基础值降低 20%）和（或）皮肤（湿冷、花斑、发绀）、意识改变、尿量<0.5ml/(kg·h) + 血乳酸>1.5mmol 提示出现休克

筛查梗阻性休克（首选重症超声进行评估，也可通过病史、体格检查、实验室检查、影像学检查明确诊断）

是 →

- 肺栓塞 → 抗凝溶栓治疗 介入溶栓或手术
- 心脏压塞 → 心包穿刺引流
- 气胸 → 闭式胸腔引流
- 主动脉夹层 → 外科评估干预 内科保守治疗

否

结核病经典病例评析

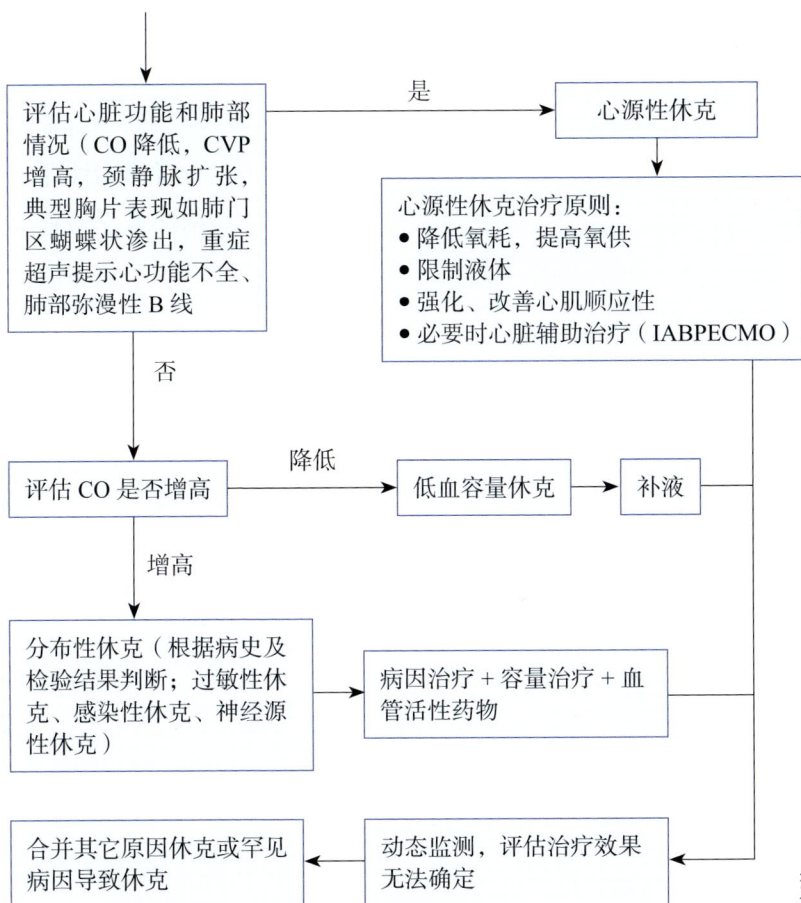

```
                          是
评估心脏功能和肺部  ─────────────────→   心源性休克
情况(CO降低,CVP
增高,颈静脉扩张,                      心源性休克治疗原则:
典型胸片表现如肺门                      ● 降低氧耗,提高氧供
区蝴蝶状渗出,重症                      ● 限制液体
超声提示心功能不全、                     ● 强化、改善心肌顺应性
肺部弥漫性B线                          ● 必要时心脏辅助治疗(IABPECMO)

         │否
         ↓
                      降低
评估CO是否增高  ─────────→   低血容量休克  ──→  补液

         │增高
         ↓
分布性休克(根据病史及
检验结果判断;过敏性休       病因治疗+容量治疗+血
克、感染性休克、神经源       管活性药物
性休克)

合并其它原因休克或罕见  ←──  动态监测,评估治疗效果
病因导致休克              无法确定
```

参考文献

[1] 戴洁,周逸鸣,沙巍,等.肺结核外科治疗进展[J].中华胸心血管外科杂志,2021,37(3):178–183.

[2] 云彩虹,周威,芮昱雯,等.手术治疗在慢性肺曲霉病中的作用[J].中华结核和呼吸杂志,2017,40(10):780–782.

[3] 中国心脏重症连续性肾脏替代治疗专家共识工作组.心脏外

病例2 肺结核合并曲霉菌病大咯血

科围手术期连续性肾脏替代治疗专家共识 [J]. 中华医学杂志 , 2019,99(5):321-328.

[4] 郑中锋 , 陈伟 , 魏静义 , 等 . 普胸外科术后再次剖胸止血 32 例临床分析 [J]. 中国医师进修杂志 , 2007,30(8):57-58.

[5] 黄艳 , 薛玲 , 许晶虹 , 等 . 缺血性肠病的诊断 [J]. 中华炎性肠病杂志 , 2020,4(2):161-164.

[6] 唐神结 , 高文 . 临床结核病学 [M]. 2 版 . 北京 : 人民卫生出版社 , 2019.

病例 3
肺结核合并肺栓塞

【病例介绍】

1. 现病史 患者，男性，63 岁，咳嗽 2 周，胸闷、憋气 9 天。

患者于入院前 2 周开始出现咳嗽症状，痰少，无发热，未诊治。入院前 9 天开始出现胸闷、憋气，进行性加重。入我院当日就诊北京朝阳医院，行胸部 CT 检查提示右肺多发斑片、结节影，伴有大片实变表现（图 3-1）。血气分析提示 I 型呼吸衰竭。因诊断不除外肺结核转诊我院。来诊时患者喘憋明显，呼吸急促，不吸氧状态下指氧饱和度 85%，遂予以急诊留观。

个人史：中国台湾人，长期独居在北京，其余无特殊。

查体：精神弱，营养中等，喘憋貌，呼吸急促，右肺呼吸音减低，双

该病例的精华之处在于：当患者的临床表现、影像学、血液及痰检的指标均符合重症肺结核诊断的情况下，仍能通过患者的生命体征、化验指标等蛛丝马迹早期识别并诊断了肺栓塞这种致死性的疾病，大大提高了患者的生存概率及生活质量。

肺未闻及明显干湿啰音，余未见异常。

2. 化验检查　2021年9月30日该患者就诊时呈低氧血症、呼吸性碱中毒，呼吸困难表现明显。查血气分析提示Ⅰ型呼吸衰竭，pH 7.46，PaO_2 57.8mmHg（6L/min），$PaCO_2$ 26.8mmHg，LAC 4.2mmol/L。血常规未见明显异常。血生化：ALT 41U/L，Glu 21.2mmol/L，其余未见明显异常。凝血功能：D-二聚体 12.7mg/L，BNP 242pg/ml。心肌酶：cTNI 0.08mg/ml。尿常规：尿蛋白（＋），尿糖（＋＋＋）。

3. 诊断　肺结核合并肺栓塞。

4. 诊疗经过　结合患者临床表现及胸部影像学表现，考虑肺结核，给予异烟肼、利福喷丁、乙胺丁醇方案抗结核治疗。患者呼吸衰竭，考虑合并重症肺炎，予以加用美罗培南、左氧氟沙星联合抗感

> 顽固性低氧，且症状上有明显喘憋，一定不要忽略肺栓塞

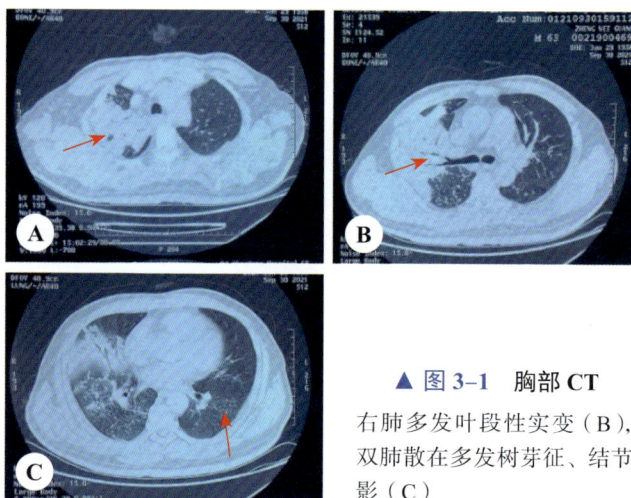

▲ 图3-1　胸部CT

右肺多发叶段性实变（B），双肺散在多发树芽征、结节影（C）

染、兼顾抗结核。同时予以吸氧支持及保肝、控制血糖、维持水电解质平衡、营养支持等治疗。患者肺内病变虽广泛，但似乎不足以引发呼吸衰竭。

结合患者 D- 二聚体明显升高、可能存在的糖尿病基础及肌钙蛋白、BNP 水平轻度升高，考虑存在肺栓塞可能。予以完善相关检查，超声提示右侧小腿胫前、后静脉血栓，心脏左心室舒张功能减低。CT 肺血管造影提示双肺动脉多发充盈缺损（图 3-2）。结合患者存在难以纠正的低氧血症，肺栓塞诊断明确。予以高流量吸氧支持，卧床制动；皮下注射低分子肝素钙 0.4ml，每 12 小时 1 次，抗凝。

患者其余化验检查结果提示：痰抗酸染色（++）。血 γ 干扰素释放试验（IGRA）：T≥10。结核抗体（+）。痰真菌培养：有霉菌生长。结合上述

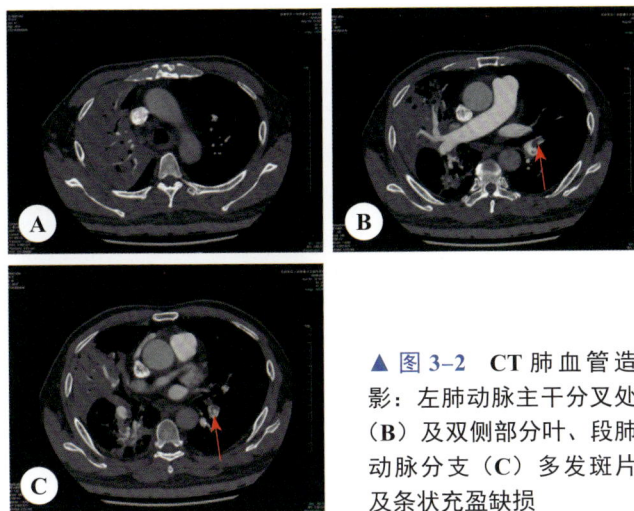

▲ 图 3-2 CT 肺血管造影：左肺动脉主干分叉处（B）及双侧部分叶、段肺动脉分支（C）多发斑片及条状充盈缺损

病例 3 肺结核合并肺栓塞

检查结果，肺结核诊断明确，继续规律抗结核治疗，同时加用伏立康唑抗霉菌治疗。

经上述治疗，患者病情逐步好转，氧合水平改善，血 D- 二聚体、BNP、肌钙蛋白等水平恢复正常。转结核内科住院治疗，抗凝序贯为口服利伐沙班。2 周后出院。

【难点分析】

本病例因肺部影像学可疑肺结核而转诊我院，结合患者胸部 CT 右肺大片实变表现及可能长期存在而未得到明确诊断的糖尿病，临床诊断肺结核明确，后续痰抗酸染色阳性，血 IGRA 水平明显升高，进一步证实肺结核诊断。

本例患者诊治思路的亮点在于患者低氧血症通过吸氧支持难以纠正，而肺内大范围实变从临床经验来看又不足以引发如此程度的呼吸衰竭，虽有 BNP 水平的增高，但程度轻微，心脏射血分数正常，也难以引起此种程度的低氧血症，且患者血白细胞、PCT 等水平未见明显升高，无明确重症细菌感染的依据。再结合 D- 二聚体水平明显升高及糖尿病、高龄、肥胖等高危因素，考虑患者可能合并存在肺动脉栓塞，积极予以完善 CTPA 检查，明确了肺栓塞的诊断。

此外，该患者合并存在肺结核、肺部真菌感染、肺栓塞等多种影响肺功能的疾病，治疗难度大。通过严密的监测与精心的治疗，患者最终获得了良好的转归。

【专家点评】

对于该患者的诊疗最可贵之处在于没有被肺内大面积的结核病灶所迷惑，而忽略其他疾病的诊断。得益于丰富的急危重症诊治经验，通过对于多种异常指标的精心分析，使得肺栓塞进入临床医生的视野，并及早得到了检查、诊断与治疗。当肺结核患者合并存在肺栓塞的高危因素（此患者为糖尿病、卧床、肺部感染），临床表现为与肺部影像不相符的严重低氧血症，血清 D- 二聚体明显升高时，应警惕急性肺栓塞的可能。如果入院早期没有考虑到肺栓塞的诊断，只给予患者抗感染及抗结核等治疗，患者的呼吸衰竭程度可能会持续加重，从而进展至需要进行机械通气的程度。彼时再进行检查、诊断、治疗的难度以及患者死亡的风险将都将大幅增加。

【病种介绍】

肺栓塞是静脉血栓栓塞症中最危险的类型，是急诊中常见的急危重症及致死性疾病之一，其年发病率高达 39/10 万～115/10 万，80 岁以上老人的发病率是 50 岁以下人群的 8 倍。此外，众多研究数据表明肺栓塞的发病率正逐年上升。多种危险因素与静脉血栓栓塞症的发病相关，其中严重创伤、手术、下肢骨折、关节置换、肿瘤及脊髓损伤是主要危险因素。其他可逆的危险因素包括育龄女性服用含雌激素的避孕药、感染、长时间卧床、久坐、静脉曲张、肥胖等。

肺栓塞发生后，机体的病理生理变化主要表现在循环系统和呼吸系统。循环系统障碍表现为肺血管阻塞和缺氧引发的肺血管收缩，导致肺血管阻力增加，进而引发右心室心肌受损甚至出现右心室梗死，从而引起休克甚至死亡；呼吸系统则表现为气体交换障碍，引起混合静脉血氧饱和度下降、肺通气 - 灌注不匹配等，导致机体缺氧、呼吸困难，同时诱发心肌缺氧而加剧心肌损伤。肺栓塞的诊断需依赖对于临床症状，如难以纠正的低氧血症、呼吸困难、胸痛等的早期识别，结合血 D- 二聚体水平升高，最终通过 CTPA、肺动脉造影及 V/Q 显像等检查明确诊断。诊断肺栓塞后还需对其进行危险分层以决定后续治疗方案及判断预后。

对于肺栓塞的治疗，包括血流动力学和呼吸支持、抗凝治疗、再灌注治疗、外科血栓切除、经皮导管介入治疗，以及腔静脉滤器等治疗策略。目前更突出新型口服抗凝药，如达比加群、利伐沙班等在肺栓塞抗凝治疗中的地位，在排除禁忌证后可将其作为治疗首选。

【诊断流程】

以下为具体诊断流程。

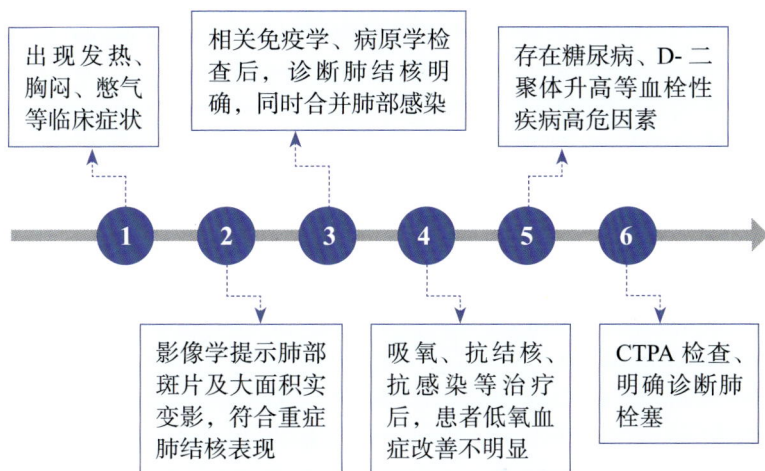

```
┌──────────┐   ┌──────────────┐        ┌──────────────┐
│出现发热、 │   │相关免疫学、病原学检│        │存在糖尿病、D-二│
│胸闷、憋气 │   │查后,诊断肺结核明│        │聚体升高等血栓性│
│等临床症状 │   │确,同时合并肺部感染│        │疾病高危因素   │
└────┬─────┘   └──────┬───────┘        └──────┬───────┘
     ↑                 ↑                        ↑
    (1)      (2)      (3)      (4)      (5)      (6)
              ↓                 ↓                        ↓
        ┌──────────┐     ┌──────────┐        ┌──────────┐
        │影像学提示肺部│     │吸氧、抗结核、│        │CTPA 检查、│
        │斑片及大面积实│     │抗感染等治疗│        │明确诊断肺│
        │变影,符合重症│     │后,患者低氧血│        │栓塞     │
        │肺结核表现  │     │症改善不明显 │        └──────────┘
        └──────────┘     └──────────┘
```

参考文献

[1] 中华医学会心血管病学分会肺血管病组.急性肺栓塞诊断与治疗中国专家共识(2015)[J].中华心血管杂志,2016,44(3):197–211.

病例 3 肺结核合并肺栓塞

病例 4
机化性肺炎

患者老年男性，临床表现为间断发热，给予抗感染治疗后效果欠佳，胸部 CT 表现为多发游走性实变影，肺组织活检或 TBLB 下病理表现为肺组织慢性炎、纤维组织增生、肺泡腔内可见少许机化物，从而诊断机化性肺炎。随后早期规律给予激素治疗后，肺组织病变较前明显好转。

【病例介绍】

1. 现病史 患者，男性，70 岁，间断发热 1 个月。

患者 1 个月前无明显诱因出现发热、体温最高 38.2℃、伴有轻微干咳，无明显咳痰、痰中带血及咯血、胸闷、气促、胸痛、乏力、纳差等症状，自认为感冒，口服头孢克肟及退热药物治疗效果欠佳，患者仍间断发热，体温最高达到 39.0℃。遂就诊于当地医院，做胸部 CT 示左下肺斑片影、左侧包裹性胸腔积液，考虑为"肺炎"，给予输头孢唑肟、阿米卡星抗感染治疗 3 天后患者仍发热，改为哌拉西林他唑巴坦、莫西沙星及甲泼尼龙治疗 4 天，患者无发热出院。出院后 2 天患者再次出现低热、体温最高 37.6℃，以午后为主，就诊于当地医院，做胸部CT示左肺下叶斑片影较前稍有增大，并做支气管镜检查示支气管未见明显异常，BALF抗酸杆菌阴性，血T-SPOT阳性，考虑"肺结核不除外？"，给予加用HRZE抗结核治疗2周，患者仍间断发热，而且发热频次较前增多，温度较前升高，最高38.2℃，复查胸部CT示"左肺下叶实变影较前增大，双肺上叶新出现斑片影"，停用HRZE抗结核药物。患者自觉发热较前频次有所减少，但体温未见下降，为进一步诊治收住我科。患者发病以来，精神、食欲一般，大小便正常，体重未见明显改变。

既往史：高血压病史20年，每日口服坎地沙坦1片治疗。右侧脑血栓6年，做颈动脉支架介入术，术后每日口服阿托伐他汀片1片＋肠溶阿司匹林1片治疗。

查体：贫血貌，双眼睑略苍白，双颈部、腋窝、腹股沟未及淋巴结肿大，双肺呼吸音粗，未闻及干湿性啰音，心率108次/分，余无异常。

2. 化验检查 血常规：红细胞 $2.98 \times 10^{12}/L \downarrow$，血红蛋白89g/L↓，白细胞 $11.73 \times 10^9/L \uparrow$，中性粒细胞81.7%↑，血小板 $449 \times 10^9/L \uparrow$；肝功能＋肾功能＋电解质：糖7.2mmol/L↑，钾3.15mmol/L↓，ALT 46U/L↑，AST 49U/L↑，白蛋白32.6g/L↓，LDH 274U/L↑，尿酸659μmol/L↑；感染指标：CRP 99.82mg/L↑，ESR 109mm/h↑，PCT

0.07ng/ml；凝血：D-二聚体 0.9mg/L↑；血 T-SPOT：18 SFC/$2.5×10^5$↑；甲状腺功能五项 +CA 三项 +AFP：糖类抗原 CA-125 47.61U/ml↑；自身免疫抗体、G 试验、GM 试验、肿瘤标志物、ACE 均为阴性；痰抗酸染色、Xpert MTB/RIF：阴性。

腹部 B 超示肝脏弥漫病变，肝囊肿；心脏彩超示二尖瓣、三尖瓣轻度反流，左心室舒张功能减低；双侧颈部未见明显肿大淋巴结；双下肢彩超示双下肢动脉粥样硬化。

胸部 CT 示双肺多发实变影、磨玻璃影较前均明显增多（图 4-1）。

骨髓活检：骨髓增生活跃，粒系有核左移，胞

> 机化性肺炎是排他诊断，需结合影像动态变化和病理，综合分析

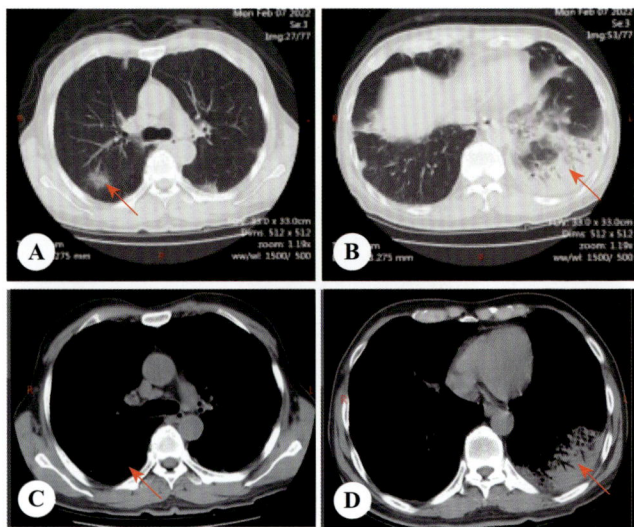

▲ 图 4-1　A 和 B. 胸部 CT 平扫肺窗；C 和 D. 纵隔窗图像

质颗粒增多，淋巴细胞及单核细胞未见明显异常，浆细胞比例稍高，未见明显异常，寄生虫未见。

支气管镜活检示支气管未见明显异常；BALF相关检查：抗酸杆菌、细菌病原学检查、Xpert MTB/RIF均为阴性，未找到癌瘤细胞。

左肺下叶后基底段支气管镜活检病理示肺组织慢性炎、纤维组织增生、组织细胞浸润、肺泡腔内可见少许机化物。

3. 诊断 机化性肺炎。

4. 诊疗经过 根据影像、病理等结果，诊断为机化性肺炎。治疗给予1mg/kg/d泼尼松治疗；异烟肼300mg，每日1次，预防性抗结核治疗。

治疗1个月后复查胸部CT：左侧为治疗前，右侧为治疗后，肺部斑片影较前明显吸收（图4-2）。

【难点分析】

本患者老年男性，反复发热1个月，胸部CT表现多发斑片影、血T-SPOT阳性、感染指标白细胞、CRP升高，肺部病变不能除外肺结核、肺炎，但患者经过各种抗感染及试验性抗结核治疗均无明显效果。此时考虑诊断困难，建议做CT引导下肺组织活检或经支气管镜肺组织活检，取到肺组织病理学证据明确诊断。此病例患者肺组织肺泡腔内可见少许机化物，从而明确患者诊断为机化性肺炎。

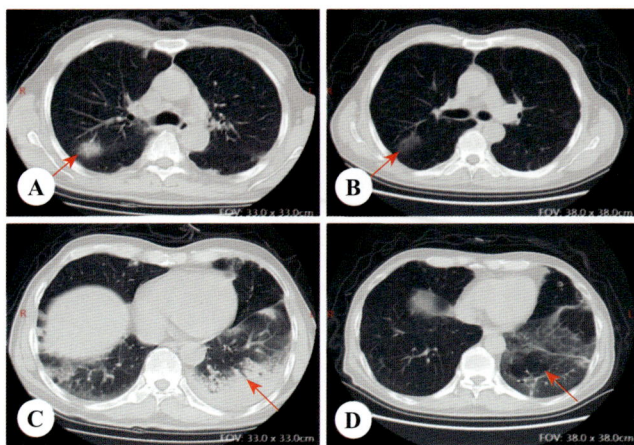

▲ 图 4-2　治疗前（A 和 C）和治疗后胸部（B 和 D）CT 平扫图像

【专家点评】

机化性肺炎是以肺泡腔、肺泡管和呼吸性细支气管及终末细支气管腔被疏松的纤维结缔组织充填为病理特征的疾病。结缔组织疾病、感染、药物、恶性肿瘤、器官移植、过敏性肺炎等均可导致 OP 发生。典型 SOP 影像学表现为胸膜下及外侧肺气腔游走性实变影，60% 伴有磨玻璃样影，10%～30% 伴有少量胸腔积液。OP 诊断主要是肺组织内可见到机化物。本例患者为男性，主要表现为间断发热，抗感染治疗效果欠佳，肺组织活检病理可见机化物而明确诊断。

【病种介绍】

机化性肺炎（organizing pneumonia，OP）是以肺泡、肺泡管、呼吸性细支气管及终末细支气管内有息肉状肉芽结缔组织填充闭塞的非特异性炎症。OP可分为隐源性机化性肺炎（cryptogenic organizing pneumoni，COP）和继发性机化性肺炎（secondary organizing pneumonia，SOP）。COP属于特发性间质性肺炎中的一种类型，是指病因不明的OP。SOP是属于病因明确的OP。其常见的致病因素有感染（细菌、病毒、支原体、结核等）、结缔组织疾病、药物（博来霉素、胺碘酮）、器官移植等。OP发生率为1.96/10万，其中COP发生率为1.01/10万，SOP发生率为0.86/10万，50—60岁患者多见。OP临床表现为咳嗽、咳痰、发热、咯血等。由于OP缺乏特异性临床表现，临床上OP鉴别存在一定困难，常被误诊为肺炎、肺结核等，因而OP往往需要通过肺组织活检和病理学诊断来确诊。肺组织病理活检若肺泡腔内找到机化物可明确OP诊断。临床上一般OP经过抗生素治疗是无效。目前OP治疗尚无统一的规范。COP的治疗主要以糖皮质激素为主，SOP的治疗需要兼顾病因治疗和激素应用。建议初始泼尼松剂量一般为1mg/（kg·d），持续2~4周，随后逐渐减量，进入泼尼松5~10mg/d维持期，一般全疗程为1年。若

病例 4 机化性肺炎

COP 患者对糖皮质激素治疗无反应，目前也不推荐联合免疫抑制药治疗。综上所述，OP 的临床表现、实验室检查及影像学表现均缺乏特异性，需结合肺穿刺、气管镜等肺组织病理检查等进行确诊，及时给予激素治疗，总体预后一般较好。

【诊断流程】

以下为具体诊断流程。

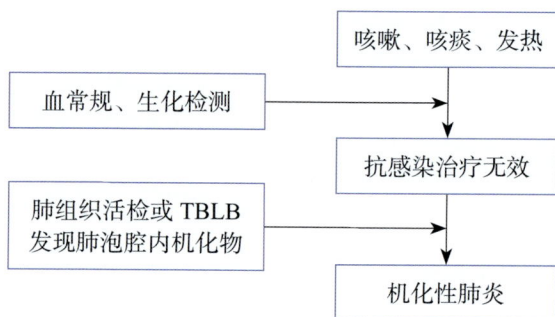

```
                              ┌──────────────────┐
                              │ 咳嗽、咳痰、发热 │
                              └────────┬─────────┘
 ┌──────────────────┐                  │
 │ 血常规、生化检测 ├──────────┐       │
 └──────────────────┘          ▼       ▼
                              ┌──────────────────┐
                              │  抗感染治疗无效  │
 ┌──────────────────┐         └────────┬─────────┘
 │ 肺组织活检或 TBLB│                  │
 │ 发现肺泡腔内机化物├──────────┐       │
 └──────────────────┘          ▼       ▼
                              ┌──────────────────┐
                              │   机化性肺炎     │
                              └──────────────────┘
```

参 考 文 献

[1] Travis W D, Costabel U, Hansell D M, et al. An Official American Thoracic Society/European Respiratory Society Statement: Update of the International Multidisciplinary Classification of the Idiopathic Interstitial Pneumonias [J]. *American journal of respiratory and critical care medicine*, 2013, 188(6):733–748.

[2] Krupar R, Christiane Kümpers, Haenel A, et al. Kryptogen organisierende Pneumonie versus sekundre organisierende Pneumonie Cryptogenic organizing pneumonia versus secondary organizing pneumonia [J]. *Der Pathologe*, 2021, 42(1).55–63.

[3] Saliha Yılmaz, Berna Akıncı Özyürek, Yurdanur Erdoğan, et al. Retrospective evaluation of patients with organizing pneumonia: is cryptogenic organizing pneumonia different from secondary organizing pneumonia? [J]. *Tuberk Toraks*, 2017, 65(1):1–8.

[4] Choi S I, Jung W J, Lee E J . Korean Guidelines for Diagnosis and Management of Interstitial Lung Diseases: Part 4. Cryptogenic Organizing Pneumonia [J]. *The Korean Academy of Tuberculosis and Respiratory Diseases*, 2021, 84(3):171–175.

病
例
4

机
化
性
肺
炎

病例 5
脊柱结核

患者为脊柱跳跃性病变，合并肺部病变，就诊过程中曾误诊为肺部恶性肿瘤，脊柱转移性恶性肿瘤，并且行椎体骨水泥植入术。延误了患者的诊治，导致神经功能损伤。对于脊柱多发病变，应尽早穿刺活检，明确诊断后尽早治疗。患者有特应性皮炎病史，接受免疫制剂治疗是导致结核病的危险因素。

【病例介绍】

1. 现病史 患者，男性，31 岁，胸背部疼痛 4 个月，加重伴双下肢麻木、无力 42 天。

患者 4 个月前无明显诱因出现胸背部疼痛，无发热，无肋间神经放射痛，无下肢感觉、活动异常，未就诊。2 个月前，度普利尤单抗注射治疗 2 个周期后出现胸背部疼痛加重，伴发热，体温最高达 39℃，就诊于北京某医院发热门诊，行胸部 CT：右肺上叶团块，T_7、T_{10}、左侧第 10 肋骨质破坏，肺癌骨转移不除外。建议穿刺活检。42 天前患者出现双下肢麻木、无力。就诊于北京某肿瘤医院，建议患者尽快完善穿刺活检。38 天前患者出现走路不稳，双脚"踩棉花"感，双下肢感觉、肌力明显下降，小便潴留，大便失禁。2022年7月21日患者就诊于北京某医院，行左侧第10后肋病变穿刺活检术，病理：上皮样肉芽肿性炎，伴坏死及多核巨细胞反应，建议免疫组化及特殊染色。补充病理：抗酸染色（−）。患者再次就诊于该医院，行经皮穿刺 T_{10} 活检，椎体后凸成形术。术后病理：大量坏死物，伴上皮肉芽肿形成及多核巨细胞反应，特殊染色查见少数抗酸阳性杆菌，考虑分枝杆菌感染。本次就诊于我院。

既往史：特应性皮炎25年，外用药物治疗，口服生物制剂3年，2个月前接受度普利尤单抗治疗。4个月前，双眼重度晶状体浑浊，视力严重受损。1个月前出现骶尾部压疮。

查体示患者全身皮疹、脱屑，双眼视物模糊。双下肢屈曲畸形。小便潴留，大便失禁。骶尾部压疮Ⅳ度。胸椎轻度后凸畸形，无侧弯畸形。双侧剑突以下平面感觉减退，肛门周围感觉减退，痛温觉、位置觉消失。双下肢肌力0级。浅反射：腹壁反射、肛门反射、跖反射未引出。深反射：膝反射、跟腱反射未引出。病理反射：Babinski 征、Chaddock 征、Oppenheim 征、Gordon 征阳性。ASIA 分级 B 级。

2. 化验检查　血常规：白细胞计数 $14.46 \times 10^9/L$，中性粒细胞百分比 67.8%，血红蛋白113g/L。C反应蛋白 18.03mg/L（参考范围 0～10mg/L）。红细胞沉降率44mm/h（参考范围 0～20mm/h）。降钙素原 0.09ng/ml（参考范围 0～0.25ng/ml）。结核感染

T 细胞检测（＋）。CA-125 67.91U/ml（参考范围 0～35U/ml）。鳞状上皮细胞癌抗原 8.38ng/ml（参考范围 0～4ng/ml）。

图 5-1 为胸部 CT，图 5-2 为胸椎正侧位 X 线片，图 5-3 为胸椎三维 CT，图 5-4 为胸椎 MRI 检查结果。

3. 诊断　脊柱结核。

4. 诊疗经过　患者外院穿刺病理结果提示抗酸染色阳性，但未明确诊断。不能完全排除肿瘤可能。患者继发神经功能障碍，需尽早行手术减压。入院后给予异烟肼、吡嗪酰胺、乙胺丁醇、左氧氟沙

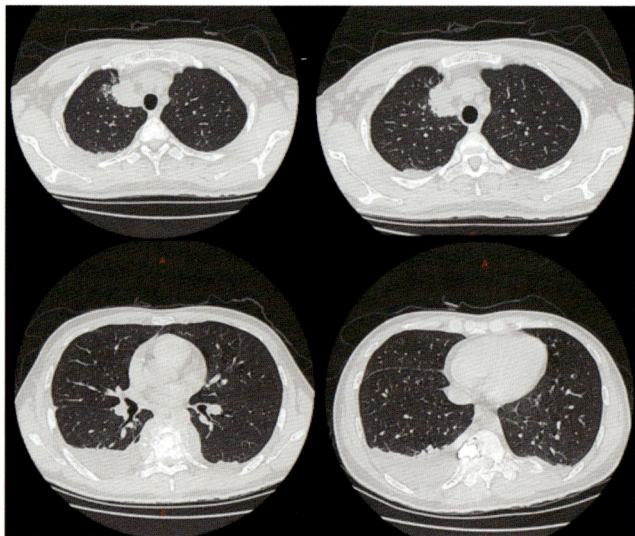

▲ 图 5-1　胸部 CT

肺门处可见肿块影，双侧胸腔积液；胸椎骨质破坏，可见游离死骨，骨水泥植入

星抗结核治疗，服药 2h 后血浆药物浓度分别为异烟肼 0.547μg/ml、乙胺丁醇 1.008μg/ml、吡嗪酰胺 16.31μg/ml、左氧氟沙星 6.444μg/ml。血浆药物浓度偏低。

在全麻下行后路 T_7 病灶清除、椎管减压、椎间植骨融合、内固定术，骶尾部压疮清创、VSD 植入术。

术后病理结果显示慢性肉芽肿性炎伴坏死，分枝杆菌分子病理检测结果：TB-DNA（＋，低于耐药试剂检测下限），分枝杆菌基因检测（－）。特殊染色结果：抗酸染色（＋），PAS 染色（－）。脓液普通细

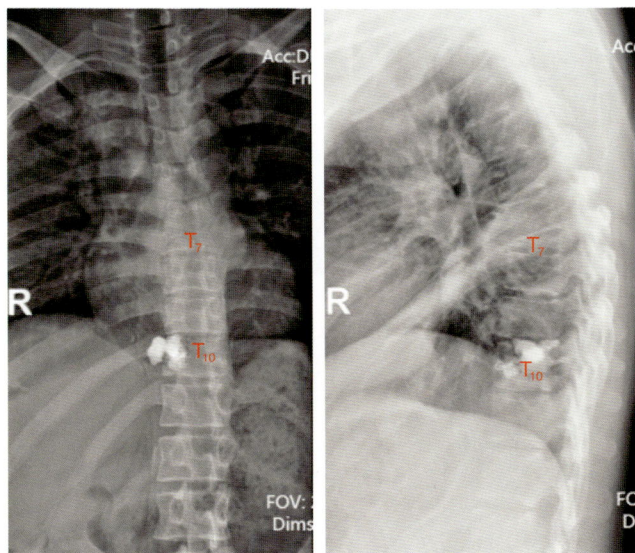

▲ 图 5-2　胸椎正侧位 X 线片

胸椎轻度后凸，T_{10} 骨水泥植入，T_7 椎体严重塌陷

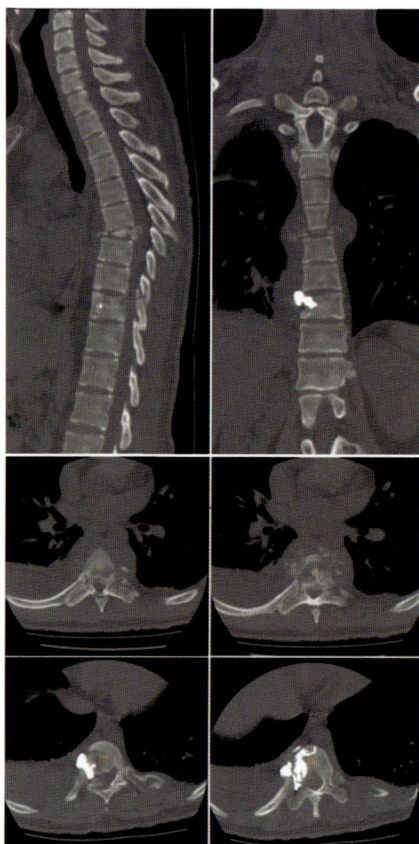

◀ 图 5-3 胸椎 CT

胸椎轻度后凸，T_7、T_{10} 骨质破坏；T_7 椎体严重压缩，T_{10} 骨水泥植入术后；椎旁软组织明显肿胀，伴胸腔积液

菌培养（-）。Xpert（+），*rpoB* 基因无突变。

术后影像学检查结果如下（图 5-5 至图 5-7）。

患者术后 10 周复诊，体温正常，红细胞沉降率 10mm/h，CRP 10.17mg/L。查体：背部切口愈合好，肋弓（T_8）以下感觉麻木，双下肢肌力 0 级，肌张力高，Babinski 征阳性，ASIA 分级 B 级。

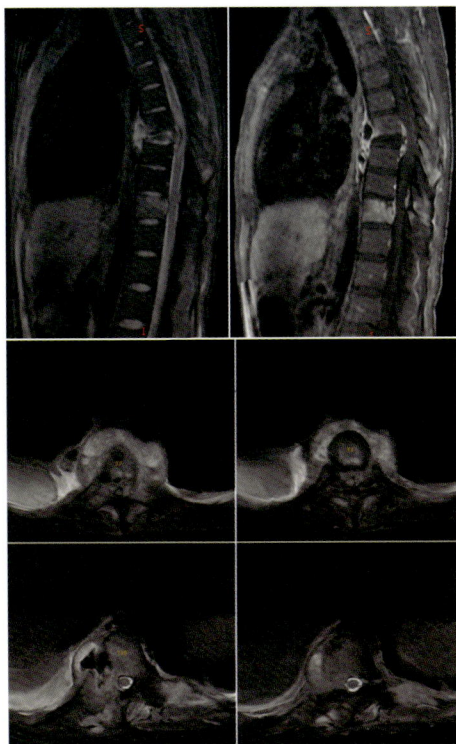

◀ 图 5-4　胸椎 MRI
T_7、T_{10} 椎体 T_2 压脂像高信号，椎前及椎旁软组织明显肿胀；T_7 水平椎管病变，压迫硬膜囊

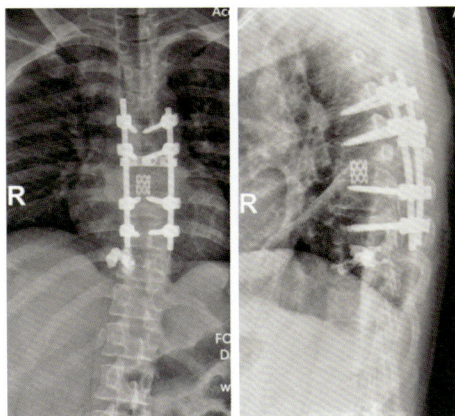

◀ 图 5-5　术后胸椎正侧位 X 线片
T_5~T_9 椎弓根螺钉植入术后，T_6~T_8 间隙钛网植入

病例 5　脊柱结核

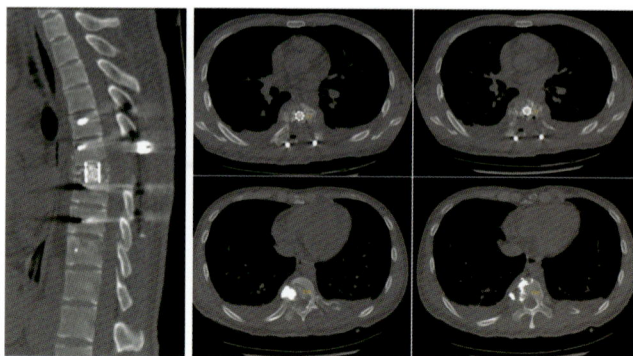

▲ 图 5-6　术后胸椎 CT

T_7 椎体次全切除，椎间隙植入钛网，T_5~T_9 椎弓根螺钉内固定术

【难点分析】

该患者脊柱病变为跳跃性病变，以椎体破坏为主，相邻椎间盘未见明显侵蚀，且合并肺部肿块影，外院误诊为肺部恶性肿瘤，伴脊柱多发转移，给予骨水泥置入治疗，患者就诊于我院时已经发生了严重的神经功能障碍。外院穿刺病理结果提示抗酸染色阳性，但未能确诊结核病。该患者伴有严重的特应性皮炎，接受免疫治疗可能诱发结核分枝杆菌感染进展为结核病，应该在应用免疫制剂时考虑相关危险因素。我院接诊患者后，积极给予抗结核治疗，并行后路胸椎病灶清除、减压、植骨、内固定术，解除了脊髓的压迫，但由于患者发生神经损伤的时间较长（约6周），脊髓压迫程度较重，即使手术中彻底解除脊髓压迫，患者神经功能是否能恢复仍有待观察。据文献报道，脊柱结核引起的神经功能障

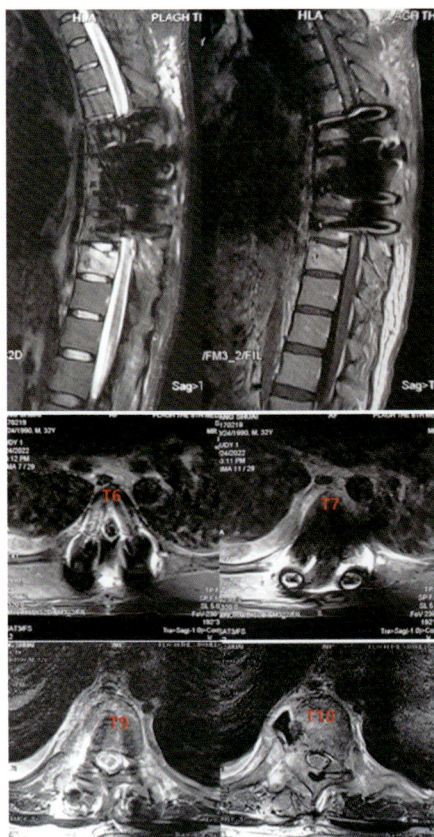

◀ 图 5-7 术后胸椎 MRI
胸椎内固定术后，胸椎管彻底减压，硬膜囊无明显受压

碍，应尽早接受减压手术，即使磁共振显示脊髓内有异常信号（提示脊髓损伤），仍应接受手术治疗，因为只有彻底解除脊髓压迫，才有可能使神经功能得到恢复，避免神经功能障碍进一步加重。

【专家点评】

该病例的病情较为复杂，脊柱病变的影像学特

征不典型。容易误诊为脊柱转移性恶性肿瘤。患者
合并肺部肿块、严重的皮疹，也容易误诊为免疫性
疾病。但如果仔细分析肋骨及椎体穿刺病理结果，
可以发现病变应为感染性病变。本院手术后的病理
结果及实验室检查证实为结核病，肺部肿块影为肺
结核。患者既往使用免疫抑制药应是患者感染结核
分枝杆菌后进展为结核病的危险因素。

治疗方面，合并神经功能障碍的脊柱结核患者，
应尽早接受减压手术，促进神经功能的恢复。术后
的康复治疗也是必不可少的治疗手段。

【病种介绍】

全世界估计有 20 亿人感染结核分枝杆菌，有
5%～15% 发展为活动性结核病，其余为潜伏感染。
脊柱结核的发病率尚没有确切的流行病学数据。据
文献报道，骨结核约占活动性结核病患者的 10%，
其中脊柱是最常见的骨骼受累部位，约占 50%。

免疫功能低下、高龄、糖尿病患者、吸烟者、
癌症患者和酗酒者结核病的发病风险更高。结核病
曾在发达国家的监狱中暴发。对于无家可归者的收
容所来说，过度拥挤的生活条件是另一个风险因素。
此外，人类免疫缺陷病毒感染是结核病的重要危险
因素之一，患病风险增加 21～30 倍。

导致结核病的病原菌是结核分枝杆菌，感染的
主要途径是呼吸道。脊柱结核为继发性，通常由血

液播散所致。与大多数脊柱感染不同，95% 的脊柱结核始于椎体前部。感染可以通过椎旁的动脉传播，也可以通过无瓣静脉丛（Batson 静脉丛）进入椎体中央。感染倾向于在韧带下沿前纵韧带扩散并进入椎体。椎间盘往往是最后受到影响，然而，对于儿童，椎间盘血管较多，可能较早侵犯椎间盘。如果不及时治疗，脊柱结核病变最终会破坏椎体，导致脊柱后凸。47% 的病例骨破坏是碎片性的；34% 为溶骨性；30% 为骨膜下性；10% 的破坏伴有边缘硬化。

脊柱结核的诊断可以通过临床表现实验室检查、影像学检查、病理组织学等进行诊断。

全血细胞计数（CBC）、红细胞沉降速率（ESR）和 C 反应蛋白（CRP），这些都是非特异性的。在活动性疾病的病例中可能会注意到白细胞增多，但是仅 30%～50% 的脊柱结核病例存在。某种程度的慢性贫血也很常见。60%～83% 的患者 ESR>20mm/h。淋巴细胞与单核细胞的比值用于监测对治疗的反应。

结核菌素纯蛋白衍生物皮肤试验可以用作筛查工具。然而，这不能区分活动性结核病和潜伏感染。在 63%～90% 的脊髓灰质炎病例中呈阳性。

γ 干扰素释放试验是一种细胞免疫学诊断方法，并且不受先前接种卡介苗疫苗的影响。但是，这种方法也不能区分活动性结核和潜伏感染。

脊柱结核的影像学检查具有重要的诊断价值，主要表现为：一到多个椎体骨质破坏，并有死骨碎片形成；多不累及椎弓根；可累及椎间盘，致椎间隙变窄；有椎旁脓肿，有钙化影。脊柱结核的治疗以抗结核治疗为基础，结合手术、营养、康复等在内的综合治疗。抗结核治疗是基石，在一项脊柱结核的研究中，规范进行化疗的复发率约为 2%。手术方式根据病变的特点选择前路、后路或后前路联合。脊柱畸形的处理取决于疾病出现时的阶段。现代脊柱外科技术已经允许进行畸形矫正。后凸畸形的自然史已经证明了这些病例需要早期手术干预。Tuli 的研究发现，40% 的患者单纯接受药物治疗可大大恢复他们的神经功能缺陷。最近的研究发现，27 例接受手术治疗的患者 92% 神经功能有明显改善。另一项研究表明，年龄较小，不完全截瘫和手术治疗可改善神经系统的恢复。迟发型神经功能损伤的手术治疗具有更大的危险性，且预后不佳。

脊柱结核在约 90% 的患者预后良好，疼痛、神经功能和畸形有较明显的改善。

【诊断流程】

以下为具体诊断流程。

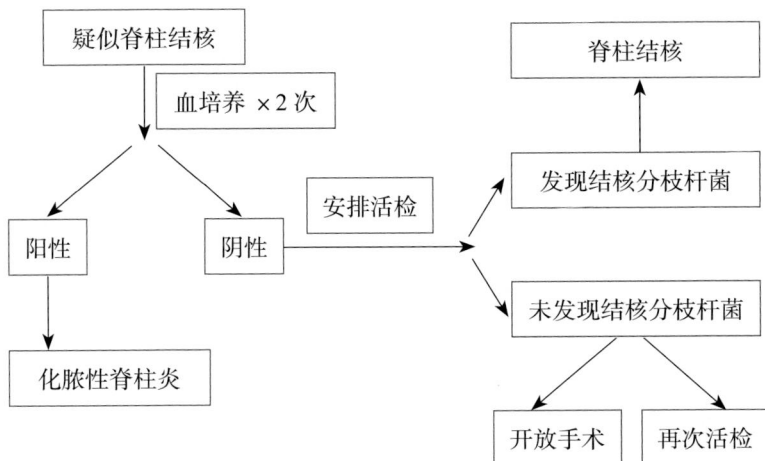

疑似脊柱结核

血培养 × 2 次

阳性　　阴性　　安排活检

脊柱结核

发现结核分枝杆菌

未发现结核分枝杆菌

化脓性脊柱炎

开放手术　　再次活检

参 考 文 献

[1] Xing Du, Yuxiao She, Yunsheng Ou, et al. A Scoring System for Outpatient Orthopedist to Preliminarily Distinguish Spinal Metastasis from Spinal Tuberculosis: A Retrospective Analysis of 141 Patients [J]. *Dis Markers*, 2021, 2021:6640254.

[2] Surachai Sae-Jung, Nattamon Wongba, Kriwut Leurmprasert. Predictive factors for neurological deficit in patients with spinal tuberculosis [J]. *J Orthop Surg* (Hong Kong), 2019, 27(3):2309499019868813.

[3] Krishn Khanna, Sanjeev Sabharwal. Spinal tuberculosis: a comprehensive review for the modern spine surgeon [J]. *Spine J*, 2019, 19(11):1858−1870.

[4] Jain AK, Kumar J. Tuberculosis of spine: neurological deficit [J]. *Eur Spine J*, 2013, 22(Suppl 4): 624−633.

[5] 唐神结, 高文. 临床结核病学 [M]. 2 版. 北京: 人民卫生出版社, 2019.

病例 6
结核病合并布鲁菌病

患者诊断肺结核、结核性胸膜炎相对明确，但同时合并布鲁菌病，症状易混淆，不易诊断。

【病例介绍】

1.现病史 患者，男性，57岁，间断发热、气短2个月。

患者2个月前出现发热，最高38℃，午后为著，伴有胸闷、气短，间断咳嗽，少许白痰，伴有双侧胸痛；自服退热药治疗症状无改善，持续1个月。4月20日行胸部CT检查发现双侧胸腔积液，遂于包头市传染病医院住院，双侧均行抽液，共约900ml，积液色黄、浑浊，化验提示淋巴细胞80%，蛋白43.5g/L，ADA 64.07U/L，LDH 1041U/L，胸腔积液MTB Xpert阳性，利福平耐药基因无突变；查鼠疫抗原阴性，脑脊液检测正常；虎红平板试验阳性，试管凝集法阴性，当地诊断考虑结核性胸膜炎，予以HRELfxAm联合抗结核治疗，患者体温较前升高，每日体温均大于 40℃，曾停药 2 天，体温无变化；加用多西环素治疗 1 周体温较前无变化。1 周前于当地出院，未用药物，院外体温高峰 38.5～39℃。

既往史：2 年前诊断布鲁菌病，利福平 + 左氧氟沙星 + 多西环素治疗 6 周；7 年前因心肌梗死行心脏支架植入术；腰椎间盘突出病史 20 年；12 岁时曾患附睾结核。

查体：无异常。

2. 化验检查 血浆凝集法直接或间接抗人球蛋白试验均阴性，寄生虫感染试验均阴性，曲霉菌半乳甘露聚糖、烟曲霉 IgM 抗体均阴性，烟曲霉 IgG 抗体阳性，血布鲁氏菌抗体、布鲁氏菌核酸检测均阴性。

泌尿系统 B 超示右侧附睾回声不均，胸腔 B 超示双侧胸腔极少积液。

胸部 CT 示双肺上叶可见多发结节影、双侧胸腔积液（图 6-1）。

腰椎 MRI 示 $L_{3\sim4}$ 椎体及部分椎体附件骨质密度增高并局部骨质破坏（图 6-2）。

3. 诊疗经过 上级医生查房后考虑患者诊断结核性胸膜炎、肺结核明确，同时合并布鲁菌病可能，由于患者静点或服用利福类药物后消化道症状明显，调整方案 HELfxAm 抗结核治疗，头孢曲松联合多西环素、左氧氟沙星、阿米卡星治疗布鲁菌病，患者病情逐渐好转。

因肺结核合并布鲁菌病，有药物重叠可能，故尽量选择兼故结核病和布鲁菌病的药物

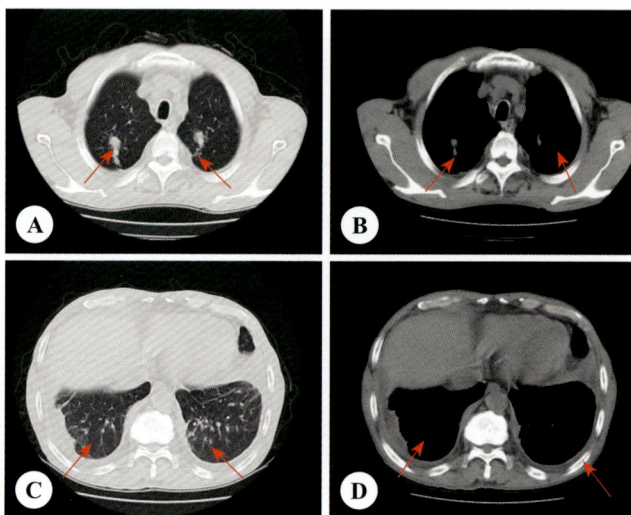

▲ 图 6–1　胸部 CT 肺窗（A 和 B）和纵隔窗（C 和 D）

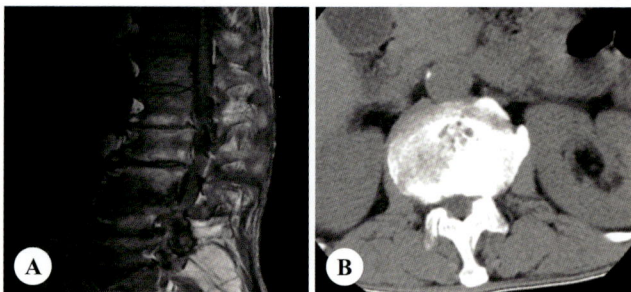

▲ 图 6–2　腰椎 MRI 矢状面（A）和横断面（B）

【难点分析】

患者肺结核、结核性胸膜炎，同时合并布鲁菌病，诊断困难。

【专家点评】

患者既往有布鲁菌病，结合病史，虽无确定证据，但目前仍考虑该病活动。另外，患者肺结核、结核性胸膜炎诊断明确。经抗结核和抗布鲁菌病联合治疗后患者症状改善缓慢，考虑与患者病史较长、一般身体条件较差有关。

【病种介绍】

布鲁菌病是由布鲁氏菌引起的人兽共患的传染病，在我国主要流行于内蒙古、吉林、黑龙江和新疆、西藏等牧区，北京地区极少见。我国本病传染源主要为羊、其次为牛和猪，人主要通过接触病畜感染，牧民接羔为主要传染途径，布鲁氏菌在其自然宿主和人体内感染的发病机制尚未完全清楚。布鲁氏菌能够感染吞噬性与非吞噬性细胞。本病常累及肝、脾、骨髓、淋巴结，还累及骨、关节、血管、神经、内分泌及生殖系统。损伤涉及间质细胞和实质细胞，其中以单核－吞噬细胞系统最为显著。病理改变初期为炎性细胞渗出，组织细胞变性、坏死。亚急性和慢性以组织细胞增生和肉芽肿形成，部分慢性期患者肉芽组织发生纤维硬化性改变，是患者产生后遗症的基础。临床表现复杂多变。常见长期发热、疲劳、多汗、关节疼痛、肝脾大，但缺乏特异性。骨关节受累 40% 左右，最常累及髋关节、膝关节，其次为骶髂关节、肩关节、踝关节、脊椎小关节及滑囊炎；临床表现为肌痛、关节肿痛和关节炎。肺部受累约10%，主要表现为咳嗽、咳痰和呼吸困难。神经系统并发症以周围神经损害常见，中枢神经系统损伤少见。由于布鲁氏菌患者突出的胃肠道、呼吸系统、皮肤或神经表现并不常见，临床常被误诊，确诊依赖实验室检查。急性期，血培养出布鲁氏菌为确诊的主要方法。布鲁氏菌的诊断主要依据有：①有接触羊、猪、牛等家畜或从事皮毛加工等的流行病学史；②典型的临床表现、病情反复发作、容易慢性化的特点；③实验室检查布鲁氏菌凝集试验阳性或培养出布鲁氏菌等。其中流行病学资料在诊断中具有非常重要的参考意义。对疑诊本病的病例可通过血、骨髓细菌培养及血清学检查确诊。目前抗生素的治疗还存在争议，WHO推荐成人急性布鲁菌病，每日给予利福平600～900mg和多西环素200mg联合治疗，疗程6周。但也有人认为，每日利福平600mg或氧氟沙星400mg或多西环素200mg与每日链霉素1g肌内注射联合治疗，疗程6周，其疗效与利福平＋多西环素联合效果无明显差异。

【诊断流程】

以下为具体诊断流程。

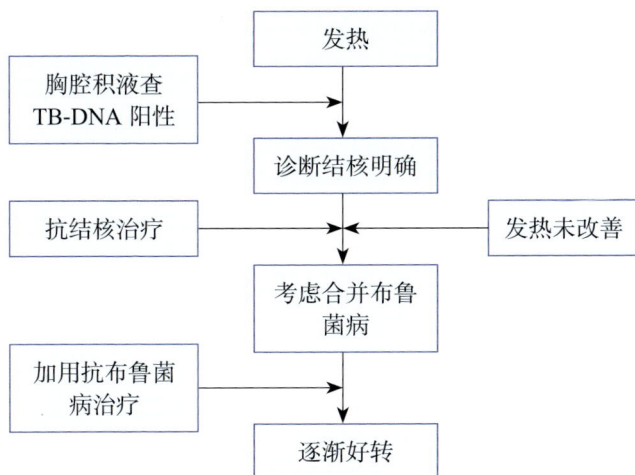

参考文献

[1] Tuberculous and Brucellar Spondylodiscitis: Comparative Analysis of Clinical, Laboratory, and Radiological Features [J]. *Asian Spine J*, 2021, 15(6):739–746.

[2] 刘振 . 脊柱结核、布鲁氏菌性脊柱炎和非特异性化脓性脊柱炎的 MRI 表现对比研究 [D]. 银川 : 宁夏医科大学硕士专业学位论文 , 2018.

病例 6 结核病合并布鲁菌病

病例 7
结节病

结节病是非干酪样坏死性肉芽肿性疾病，可多系统受累，临床表现无特异性，肺部结节病影像学大多数有不同程度的肺门和纵隔淋巴结肿大，诊断需结合临床、影像学、病理学并排除其他肉芽肿性疾病。

【病例介绍】

1. 现病史 患者，男性，50岁，咳嗽、咳痰 4 个月。

患者入院 4 个月前无诱因出现咳嗽、咳白痰，无发热、咯血、胸痛，无盗汗、乏力及气短、消瘦等，当地医院行胸部 CT 检查示右肺上叶结节，大小约 5cm×4cm×6cm，可疑毛刺，双肺多发散在结节阴影，为进一步诊治来院，以"肺部阴影待查"收入院。患者发病以来，精神状态可，食欲可，睡眠可，二便正常，体重无明显变化。

既往史：自述 10 余年前曾患"肺结核"，异烟肼、利福平、乙胺丁醇、吡嗪酰胺方案抗结核治疗 1 年自行停药，好转情况不详。6 年前出现自觉盗汗、乏力等症状，口服中药治疗后好转。平日间断乏力、咳嗽、咳痰、胸闷、气短，症状不重，8 年前发现肺部弥漫结节阴影，无特殊症状，曾多家医院就诊，未明确诊断，未再予特殊治疗。

查体：未见异常。

2. 化验检查 血常规、肝肾功能指标正常，CRP、PCT 正常，红细胞沉降率正常，甲状腺功能正常。血 T-SPOT：A，16 SFC/10^6；B，0 SFC/10^6。血 CEA、NSE、pro-GRP、SCC、CFRA21-1 均正常。血 ACE 21.6U/L。痰抗酸杆菌涂片、Xpert、BACTEC 培养均阴性。

气管镜检查未见异常，支气管肺泡灌洗液：普通细菌培养、真菌培养均阴性，抗酸杆菌涂片、Xpert、PCR 及培养均阴性。

B 超：双侧颈部、锁骨上、腋窝未见明显肿大淋巴结；肝、胆、胰、脾、双肾均未见明显异常。

心电图：正常。

胸部 CT（治疗开始前）：双上肺多发斑片、结节及索条阴影，增强扫描轻度强化，余肺弥漫分布大小不等结节阴影，纵隔、肺门多发肿大淋巴结（图 7-1 和图 7-2）。

3. 诊疗过程 患者肺部阴影诊断不明确，无肺结核复发证据，予行 CT 引导下右肺上叶病变穿刺活检，病理结果：坏死组织及少许肉芽肿样病变，TB-DNA（-），分枝杆菌基因检测（-），抗酸染色（+），PAS 染色（-），考虑结核复发可能，予

结节病病理肉芽肿多不伴坏死，但仍少量可有再坏死

2HRZE/6HRE 抗结核治疗，复查胸部 CT 肺部病变好转不明显，且肺部病变较前有增大趋势（图 7-3 和图 7-4）。

为进一步评估病情再次收入院，复查血 T-SPOT（A，32 SFC/10^6；B，38 SFC/10^6），血 ACE 35.3U/L；血免疫学相关指标均阴性，呼吸道病原体检测均阴

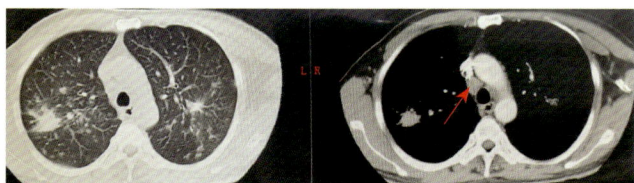

▲ 图 7-1 胸部 CT（治疗开始前）双上肺多发斑片、结节阴影，纵隔淋巴结肿大

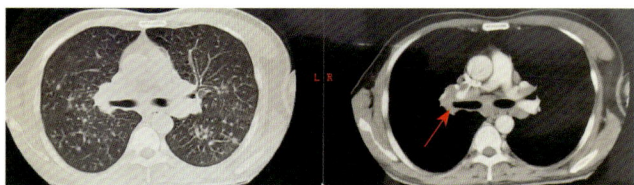

▲ 图 7-2 胸部 CT（治疗开始前）：双肺多发斑点、结节及阴影，增强扫描轻度强化，纵隔、肺门多发肿大淋巴结

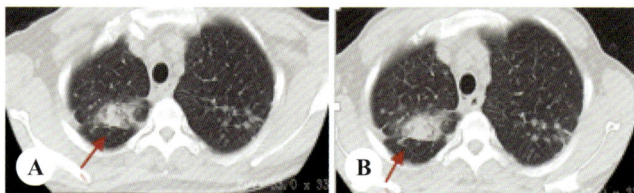

▲ 图 7-3 抗结核治疗 8 个月，右上肺阴影较前增大

A. 治疗前；B. 治疗后

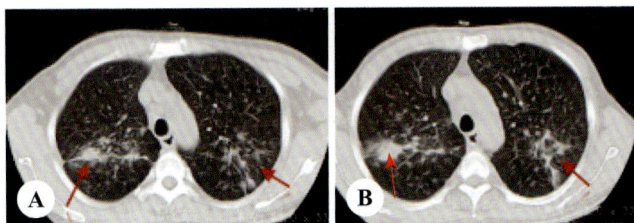

▲ 图 7-4 抗结核治疗 8 个月，双肺结节及斑片阴影较前增大

A. 治疗前；B. 治疗后

性，血标志物 5 项均阴性。复查气管镜：镜下未见明显异常，予纵隔淋巴结针吸活检。病理示：肉芽肿性炎（图 7-5），抗酸染色阴性，PAS 染色阴性，细胞学检查多次均阴性；气管镜灌洗液：抗酸杆菌涂片、培养、Xpert 均阴性。气管镜灌洗液 T 淋巴细胞亚群：CD45$^+$ 17.8%，CD3$^+$/CD45$^+$ 86.7%，CD3$^+$CD4$^+$/CD45$^+$ 19.3%，CD3$^+$CD8$^+$/CD45$^+$ 61.8%，总 B 细胞 0.4%，CD4$^+$/CD8$^+$ 0.31%。综合患者病史、临床表现、影像学表现、病理学结果、抗结核治疗效果不佳，考虑结节病，予加用醋酸泼尼松每日

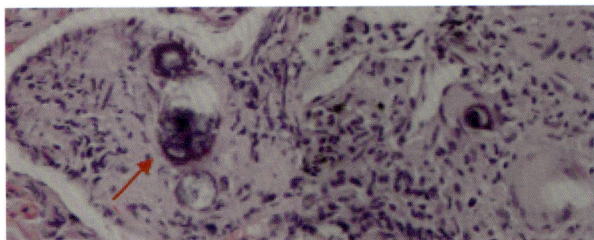

▲ 图 7-5 右上肺穿刺活检病理示肉芽肿性炎

30mg 口服，之后患者咳嗽、胸闷等症状缓解，胸部 CT 示肺部结节阴影及右上肺斑片阴影均逐渐吸收好转（图 7-6）。

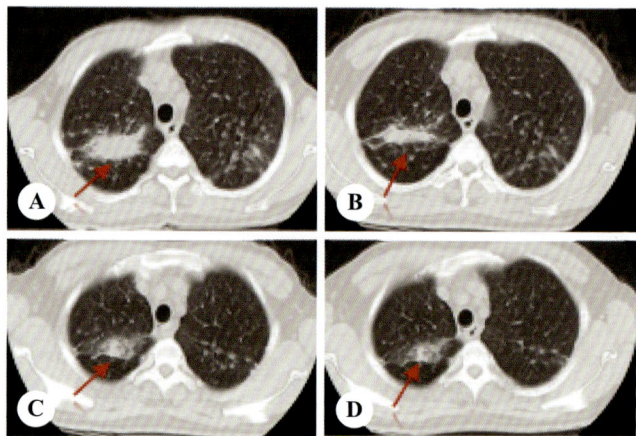

▲ 图 7-6　激素治疗后，右上肺结节阴影较前有吸收好转

A 和 C. 激素治疗前；B 和 D. 激素治疗后

【难点分析】

本患者中年男性，肺部弥漫结节阴影病史多年，慢性经过，有间断咳嗽、咳痰等呼吸道症状，发病来一直无发热，间断有咳嗽及胸闷不适。血常规白细胞、中性粒细胞比例、CRP、PCT 等炎性指标均正常，血 ACE 指标无明显升高，痰及气管镜灌洗液多次抗酸杆菌涂片、培养及基因检测均阴性，胸部影像学表现为双肺弥漫结节阴影伴纵隔、肺门淋巴结肿大，肺部阴影及纵隔淋巴结穿刺病理均为肉芽

肿性病变，难点在于血结核感染 T 细胞检测阳性，首次穿刺标本抗酸染色 1 次阳性，不能排除肺结核，但抗结核治疗后效果不佳且有加重趋势，穿刺活检抗酸染色及培养、基因检测均阴性，细胞学检查均阴性，排除了真菌等感染类相关肉芽肿性疾病及肿瘤等，免疫学相关指标均阴性，结合其临床、影像学及穿刺病理结果，诊断结节病。

【专家点评】

本患者诊断主要为肉芽肿性疾病的鉴别诊断问题。对于肉芽肿性病变，在诊断思路上，首先需要鉴别是感染性病变还是非感染性病变，感染性病变常见的是结核病、非结核分枝杆菌病、真菌病等，确诊需找到病原学证据，结节病为非感染性肉芽肿性病变中常见的病因。

结节病是病因及发病机制尚未明确的系统性肉芽肿性疾病，发病机制可能与环境因素，如感染（病毒、结核及非结核分枝杆菌、痤疮丙酸杆菌等）和粉尘等有关，可能为感染过度激活了易感人群的免疫系统导致，多数结节病为亚急性或慢性过程，肺部病变最常见，可伴或不伴有肺外表现。因此，结节病初始诊断易受结核分枝杆菌感染影响，有时与结核鉴别较为困难。本患者穿刺病理标本抗酸染色阳性，血结核感染 T 细胞检测阳性，不能除外结核病，但诊断性抗结核治疗后效果不佳且肺部病变进展，双侧肺门、纵隔淋巴结肿大，双肺弥漫结节阴影，临床、影像学及病理学均符合结节病表现，且反复多次痰及 BALF 中抗酸染色培养及基因检测均阴性，考虑其肺结核复发依据不充分，真菌等其他病原学检测阴性，临床诊断结节病。

结节病是排他性诊断，需根据临床、影像学及病理学综合判断，主要诊断依据有：具有相应的临床和（或）影像学特征，组织学为非干酪样坏死性上皮样细胞肉芽肿，并除外其他肉芽肿性病变后才能做出诊断。

肺结节病治疗需根据临床表现、严重程度等制订个体化方案，糖皮质激素治疗目前已达成了初步共识，但具体疗程、用量尚缺乏明确统一意见，仍需根据临床表现及治疗效果等综合酌情决定。

【病种介绍】

结节病是一种原因不明的、以非干酪样坏死性上皮样细胞肉芽肿为病理特征的系统性肉芽肿性疾病。几乎可以累及全身各个器官，以肺及胸内淋巴结最易受累，其次是皮肤和眼部。结节病病因及发病机制尚未明确，以中青年发病为主，女性发病率略高于男性。不同地域及种族之间的发病率、临床表现迥异，我国尚缺乏结节病的流行病学资料。

结节病临床表现：1/3 左右的活动期结节病患者可有乏力、低热、体重下降、盗汗、关节痛等非特异性表现，部分可表现为高热。多数结节病患者表现为亚急性或慢性过程，少数急性起病，可表现为关节炎和结节性红斑，通常伴有发热、肌肉痛。由结节病引起的呼吸系统临床表现缺乏特异性，干咳、胸闷、气短、胸痛、喘息是常见的呼吸系统症状，可见于 1/3～1/2 的患者。部分患者以肺外组织/器官受累为主要临床表现，30%～50% 胸内结节病患者会出现肺外表现，15%～25% 皮肤受累，11%～18% 肝或胃肠道受累，12% 眼部受累，另外，肾、神经系统、心脏及肌肉骨骼系统也可受累。

主要诊断依据：①具有相应的临床和（或）影像学特征；②组织学显示非干酪样坏死性上皮样细胞肉芽肿；③除外有相似的组织学或临床表现的其他疾病。

治疗方案：肺结节病有一定的自发缓解率，因影像学分期不同而不同，治疗需根据临床表现、受累部位及严重程度、患者治疗意愿及基础疾病等制订个体化治疗方案，以改善临床症状、降低器官功能受损，提高生存质量，减少复发。

预后：自发缓解的结节病复发较少（约 8%），但激素治疗缓解的结节病复发率为 37%～74%，复发多在激素停用后 2～6 个月，3 年后复发较为罕见。因此，建议每 3～6 个月复查一次，治疗停止后随访至少 3 年，对于四期结节病及有重要脏器受损的患者需要长期随访。

【诊断流程】

以下为胸内结节病与结核病鉴别诊断流程。

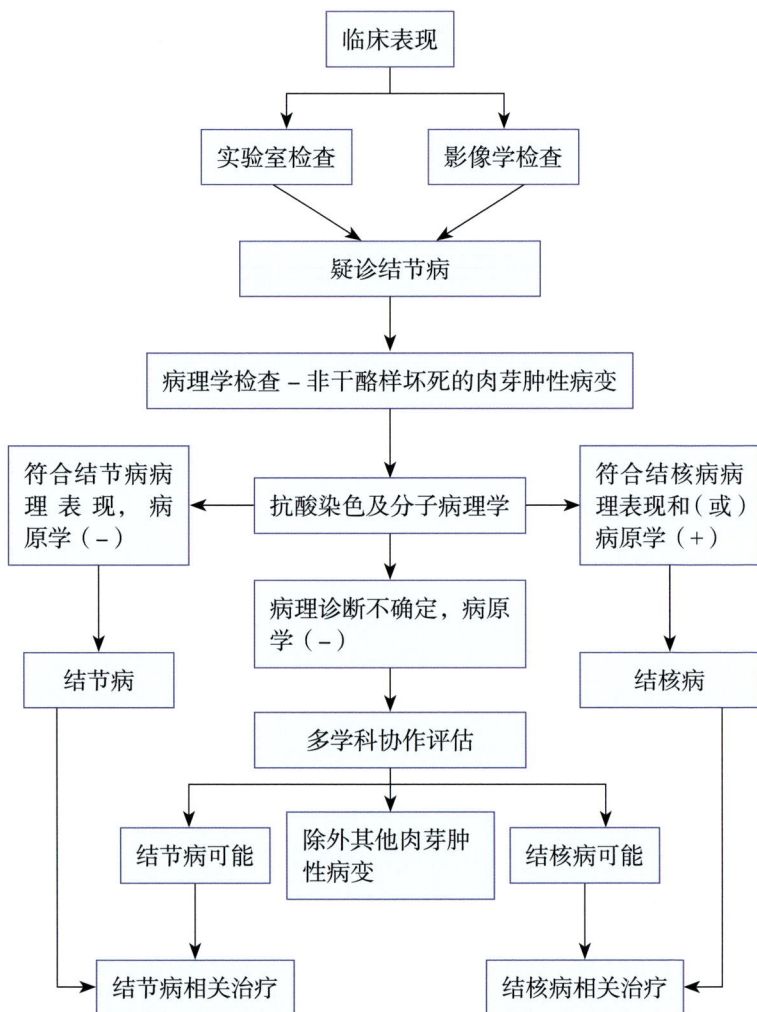

```
                        ┌──────────┐
                        │ 临床表现 │
                        └────┬─────┘
                   ┌─────────┴─────────┐
            ┌──────────────┐    ┌──────────────┐
            │ 实验室检查   │    │ 影像学检查   │
            └──────┬───────┘    └──────┬───────┘
                   └─────────┬─────────┘
                      ┌──────────────┐
                      │ 疑诊结节病   │
                      └──────┬───────┘
                             │
          ┌──────────────────────────────────────────┐
          │ 病理学检查 – 非干酪样坏死的肉芽肿性病变  │
          └──────────────────┬───────────────────────┘
                             │
```

符合结节病病理表现，病原学（–） ← 抗酸染色及分子病理学 → 符合结核病病理表现和（或）病原学（＋）

病理诊断不确定，病原学（–）

结节病   多学科协作评估   结核病

结节病可能   除外其他肉芽肿性病变   结核病可能

结节病相关治疗   结核病相关治疗

参考文献

[1] 中华医学会呼吸病学分会间质性肺疾病学组, 中国医师协会呼吸医师分会间质性肺疾病工作委员会. 中国肺结节病诊断和治疗专家共识 [J]. 中华结核和呼吸杂志, 2019, 42 (9):685–693.

[2] 中国防痨协会多学科诊疗分会,《中国防痨杂志》编辑委员会, 中华医学会放射学分会临床多学科合作工作组. 结核病流行背景下胸内结节病与结核病临床鉴别与处置专家共识 [J]. 中国防痨杂志, 2022, 44(12):1227–1241.

病例 8
淋巴浆细胞淋巴瘤 / 华氏巨球蛋白血症

该病例通过对患者血清学、肺穿刺活检、骨髓细胞形态学、组织学、免疫表型、突变基因检测等结果进行综合分析，最终诊断为淋巴浆细胞瘤 / 华氏巨球蛋白血症，为临床治疗及预后判断提供可靠的依据。

【病例介绍】

1. 现病史 患者，女性，66 岁，间断咳嗽、咳痰、痰中带血 50 天。

患者 50 天前无明显诱因出现阵发性咳嗽、咳痰，痰中带鲜红色血块，伴胸闷、气短、胸痛，感全身疲乏无力，无发热、盗汗，就诊于北京某医院，行胸部 CT：双肺多发斑片影，部分位于胸膜下，密度不均，边界欠清，双肺及右侧叶间多发结节影。诊断考虑"细菌性肺炎"，给予哌拉西林舒巴坦抗感染及止血治疗 2 周，患者仍间断咳嗽、咳痰、痰中带血，复查胸部 CT 示肺部病灶有所增加。后就诊于另一家医院，查血常规示白细胞计数 $3.8 \times 10^9/L$、中性粒细胞百分比 50.4%、血红蛋白 102g/L↓、血小板 $191 \times 10^9/L$；血管炎 5 项 + 抗核抗体谱阴性；免疫球蛋白示 IgA、IgG 正常，IgM 3560mg/dl↑（参考范围 46～304mg/dl）。诊断为"细菌性肺炎"，予头孢哌酮钠舒巴坦钠、左氧氟沙星抗感染及止血对症治疗 13 天。行支气管镜检查示右肺下叶支气管炎，局部管腔阻塞。右下肺 TBLB 示少量肺组织可见大量淋巴细胞、浆细胞浸润，并可见少量小肉芽肿结节，肺泡腔吞噬细胞聚集，不排除结核。复查胸部 CT 示肺部病灶进一步加重，患者症状无减轻，为求进一步诊治来我院，门诊以"肺部阴影"收入院。患者发病以来，神志清，精神一般，饮食、睡眠尚可，体重减轻约 5kg。

既往史：1 年前因"急性胆囊炎"行胆囊切除术。

查体无异常。

2. 化验检查　血气分析：pH7.43、氧分压 67mmHg↓、二氧化碳分压 34mmHg、血氧饱和度 94%；血常规：白细胞计数 6.85×10^9/L、中性粒细胞百分比 40.2%、淋巴细胞百分比 49.3%↑、血红蛋白 106g/L↓、血小板计数 247×10^9/L；尿常规、便常规未见异常；肝肾功能示转氨酶、胆红素、肌酐、电解质正常，总蛋白 92.8g/L↑（参考范围 55～85g/L）、GLB 57g/L↑（参考范围 20～35/L）；凝血功能、风湿免疫相关抗体未见异常；肿瘤标志物 3 项：CA125 131.5U/ml↑（参考范围 0～35U/ml）；肿瘤标志物五项：细胞角蛋白 19 片段测定 6.43ng/ml↑（参考范围 0～6ng/ml），其余正常；红细胞沉降率

104mm/h↑；降钙素原 0.05ng/ml；真菌 D、GM、呼吸道病原体检测均阴性；血 T-SPOT.TB 阴性。

痰及支气管肺泡灌洗液（bronchoalveolar lavage fluid，BALF）真菌培养示光滑假丝酵母；痰涂片及 BALF 抗酸杆菌、分枝杆菌 MGIT 960 培养、Gene Xpert 阴性。

超声检查：胸腔超声示右侧胸腔少量积液；心包超声示心包未见明显积液；腹部超声示脂肪肝（轻度）、左肾囊肿；颈部淋巴结超声示双侧锁骨上可探及几枚淋巴结，右侧大者约 0.7cm×0.6cm，左侧大者约 0.8cm×0.4cm，形态规则，回声均匀，CDFI 示其内可探及星点状彩色血流信号。

胸部增强 CT 可见，双肺多发片状及斑片状实变影（箭），部分位于胸膜下，密度不均，边界欠清，增强扫描实变部分明显强化（箭）。图示各叶、段支气管开口通畅。增强扫描示纵隔 8 区淋巴结略肿大（图 8-1）。

使用莫西沙星和米卡芬净治疗 10 天，2021 年 7 月 12 日复查胸部 CT 与 2021 年 7 月 2 日肺部 CT 比较，右肺下叶病灶较前稍缩小，双肺及右侧叶间多发结节影，部分磨玻璃结节较前增大（图 8-2）。

气管镜检查：未见明显异常。

病理学检查：外院右肺下叶 TBLB 示少量肺组织，可见大量淋巴细胞、浆细胞浸润，并可见少量肉芽肿结节，肺泡腔吞噬细胞聚集，未见肿瘤。我

院病理会诊：右下肺 TBLB 肺组织内见大量小圆细
胞浸润，部分区域结构不清。

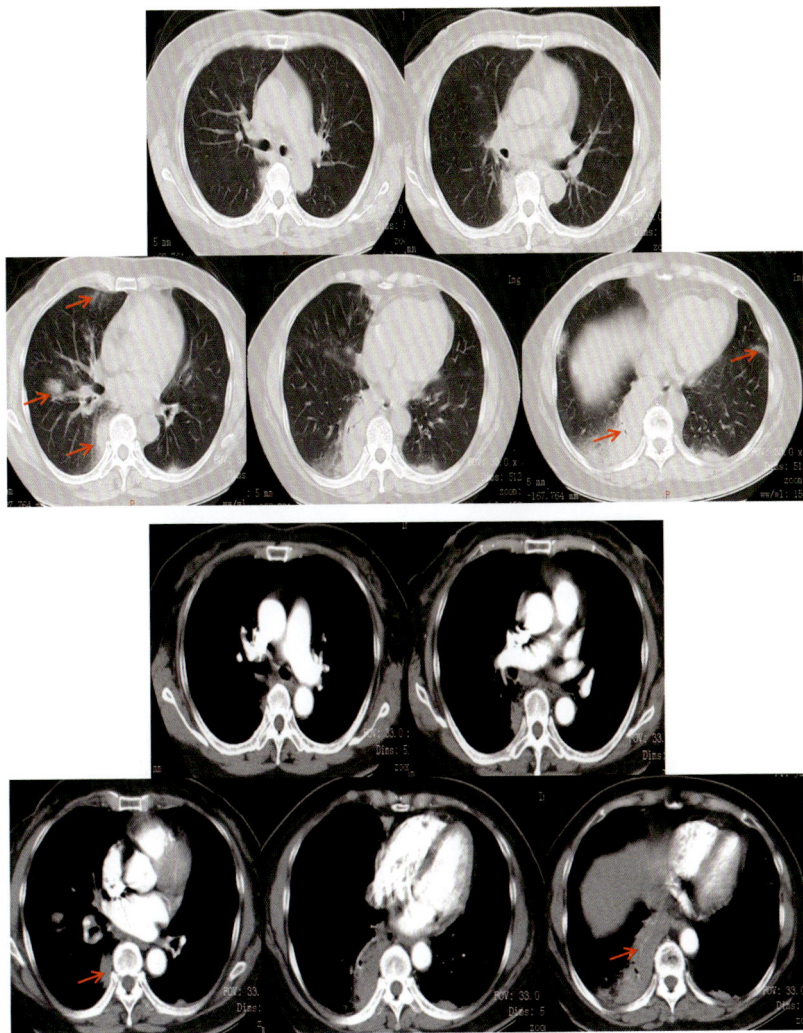

▲ 图 8-1　胸部增强 CT

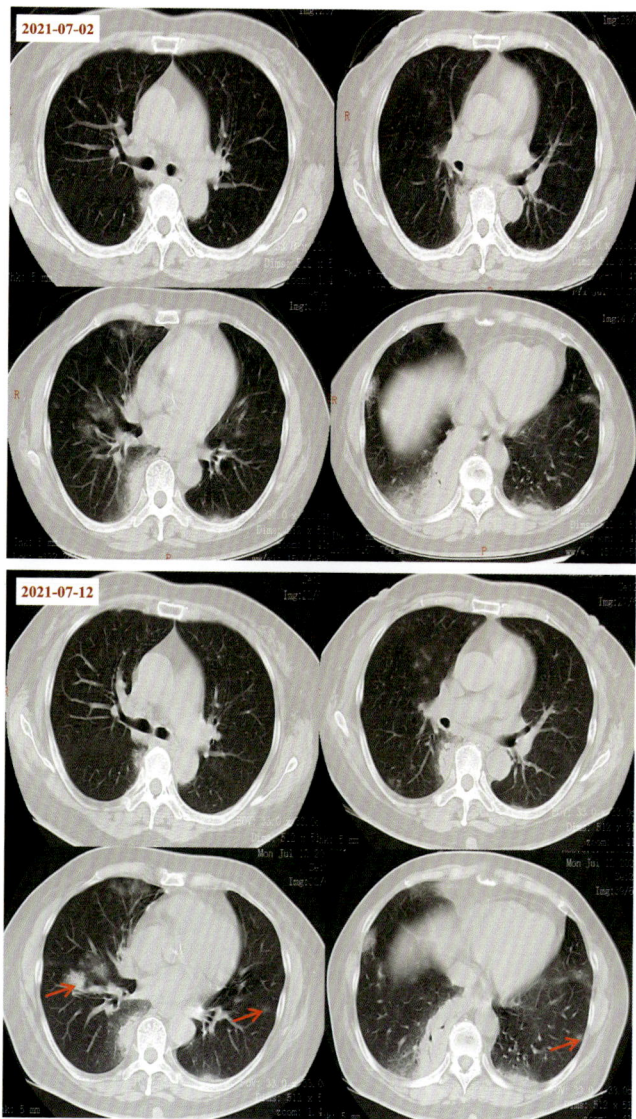

▲ 图 8-2　抗细菌及抗真菌治疗后部分磨玻璃结节增大

我院右肺下叶实变穿刺活检示肺组织内大量淋巴细胞、浆细胞、组织细胞浸润，局部肉芽肿形成，不除外淋巴组织增生性病变。分枝杆菌分子病理检测：TB-DNA（-），分枝杆菌基因检测（-）；免疫组化结果：CD20（+），CD79α（+），CD45RO（+），EMA（-），CD3（+），CD30（个别细胞+），CD15（-），CD68（+），CKpan（-），CD38（部分细胞+），CD138（部分细胞+），Kappa（+），Lambda（+），CD34（-），CD21（显示FDC网），CD43（散在+），Bcl-2（灶+）；特殊染色结果：抗酸染色（-），PAS（-）。

细胞学检查：痰及BALF未见癌瘤细胞。支气管镜刷检A段查到异型细胞。

骨髓细胞学：骨髓增生极度减低，粒核比为19.5：1；粒系以成熟粒细胞为主，余各阶段少见；红系各阶段少见，红细胞形态正常；淋巴细胞比例增高，占48%，形态正常，浆细胞占4%，并可见非造血细胞团；余片未见巨核细胞，血小板少见；未见其他异常细胞及寄生虫。

骨髓活检：送检穿刺骨髓组织，造血组织容量5VOL%（造血组织5%，脂肪组织95%），呈骨髓增生极度低下，脂肪组织增生。造血组织粒、红系增生低下，少量中、晚阶段细胞散在可见。全片未见巨核细胞。少量淋巴细胞、浆细胞可见。未见纤维化。

病例8 淋巴浆细胞淋巴瘤／华氏巨球蛋白血症

骨髓免疫分型：R3 为异常浆细胞群，约占有核细胞的 3.79%，表达 CD138dim、CD38、CD19、胞内轻链 Lambda、胞内 IgM，不表达 CD117、CD56、CD20、CD22、胞内轻链 Kappa、胞内 IgG。

基因检测：*MYD88* 基因 *L265P* 突变检测阳性。

血清免疫蛋白电泳及定量测定：白蛋白 38.06%↓、γ球蛋白 36.94%↑、M 蛋白 25.77%；IgMλ 型 M 蛋白阳性↑；IgG 定量 690mg/dl、IgM 定量 4480mg/dl↑、Ig 轻链 κ 测定 760mg/dl、Ig 轻链 λ 测定 1320mg/dl↑，κ/λ=0.58。

尿液免疫蛋白电泳及定量测定：IgM λ 型 M 蛋白阳性（+）↑，Ig 轻链 λ 测定 10.8mg/dl↑。

3. 诊治过程　最终诊断：淋巴浆细胞性淋巴瘤 / 华氏巨球蛋白血症（lymphoplasmacytic lymphoma/ Waldenström macroglobulinemia，LPL/WM）。

患者转至外院血液科，使用利妥昔单抗、奥布替尼治疗，目前无咳嗽、咳痰，无痰中带血，但仍间断胸闷、气短、乏力。

【难点分析】

该患者为老年女性，亚急性病程，以髓外症状为首发症状，以间断咳嗽、咳痰、痰中带血为主要表现，伴体重下降，与肺结核有同样的症状，且入院前在外院右下肺 TBLB 可见少量小肉芽肿结节，考虑肺结核不除外，但该患者血 T-SPOT.TB 阴性，痰和肺泡灌洗液结核分枝杆菌病原学相关检查均阴性；入院后肺穿刺活检提示肺组织内大量淋巴细胞、浆细胞浸润；血清 IgM 明显升高；骨髓细胞学示浆细胞占 4%；骨髓活检可见少量淋巴细胞、浆细胞；骨髓免疫分型示异常浆细胞约占有核细胞的 3.79%；*MYD88* 基因 *L265P* 突变，支持 LPL/WM 的诊断。

【专家点评】

该患者无常见的肝大、脾大、淋巴结肿大，而是以呼吸道症状为首发表现，与肺结核症状相似，容易被误诊为肺结核。但患者入院前检查发现贫血、IgM 明显升高，会让人联想到浆细胞病可能。入院后经完善血清学、肺穿刺活检、骨髓细胞形态学、组织学、免疫表型、突变基因检测等检查，最终诊断为 LPL/WM。

【病种介绍】

LPL/WM 是由小 B 淋巴细胞、浆细胞样淋巴细胞和浆细胞组成的淋巴瘤，常常侵犯骨髓，当 LPL 伴有骨髓受累和 IgM 单克隆丙种球蛋白时诊断为 WM，90%～95% 的 LPL 为 WM。LPL/WM 是一种临床罕见的 B 淋巴细胞单克隆增殖性疾病，在非霍奇金淋巴瘤中所占比例＜2%。LPL/WM 发病率约为 3/100 万，在欧美国家的非霍奇金淋巴瘤中所占的比例不足 2%。60%～70% 的 LPL/WM 为男性，确诊时的中位年龄约 64 岁，超过 65 岁发病率急剧升高，仅有不足 1% 的患者确诊时年龄＜40 岁。LPL/WM 症状和并发症的产生与直接肿瘤的浸润或循环单克隆 IgM 的数量有关，常累及淋巴结、脾脏、肝脏和外周血，15%～20% 表现为肝大、脾大，15% 的患者表型为淋巴结肿大，有些患者亦可能无症状，在临床上容易被误诊。该患者无常见的肝大、脾大、淋巴结肿大，而是以呼吸道症状为首发表现，与肺结核症状相似，容易被误诊为肺结核。

LPL/WM 检查血清学异常主要表现为血红蛋白降低、血清 M 蛋白升高、血清免疫固定电泳发现 IgM 单克隆蛋白。该患者贫血，且分泌 IgM 型蛋白，符合 LPL/WM 的血清学特点。LPL/WM 骨髓、淋巴结或其他组织的主要病理学特点为可见小淋巴细胞、浆细胞及浆样淋巴细胞浸润；免疫表型表现为表达 B 细胞标志物（CD19、CD20、PAX5 等）、浆细胞标志物（CD38、CD138），不表达 T 细胞标志物（CD3）。该患者组织学检查符合上述表现，右肺下叶及骨髓活检见淋巴细胞、浆细胞，免疫表型表达 CD19、CD38。LPL/WM 通常为排除性诊断，需要与 IgM 型意义未明的单克隆免疫球蛋白血症、多发性骨髓瘤、IgM 相关性疾病、慢性淋巴细胞白血病、边缘区淋巴瘤等鉴别。近年来，有学者发现，超过 90% 的 LPL/WM 患者 *MYD88 L265P* 突变，能很好地与其他小 B 细胞淋巴瘤鉴别。该患者 *MYD88 L265P* 基因突变检测阳性，为 LPL/WM 的诊断提供了极大的帮助。

LPL/WM 是一种惰性疾病，目前无法通过已知的治疗方法治愈。如果患者出现了临床症状，应该考虑治疗，治疗方法有烷化剂、利妥昔单抗、硼替佐米、沙利度胺等药物，以及造血干细胞移植。LPL/WM 中位生存期为 5 年或更长时间，死亡原因包括原发疾病进展，转化为更高级别的淋巴瘤、感染和抗肿瘤治疗继发性白血病。

【诊断流程】

以下为具体诊断流程。

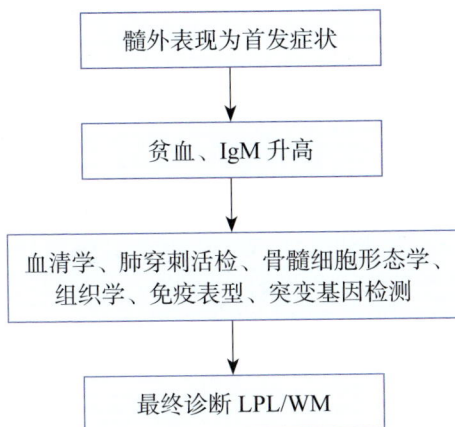

```
┌─────────────────────────┐
│   髓外表现为首发症状      │
└─────────────────────────┘
            ↓
┌─────────────────────────┐
│    贫血、IgM 升高        │
└─────────────────────────┘
            ↓
┌─────────────────────────────────┐
│ 血清学、肺穿刺活检、骨髓细胞形态学、│
│ 组织学、免疫表型、突变基因检测     │
└─────────────────────────────────┘
            ↓
┌─────────────────────────┐
│   最终诊断 LPL/WM        │
└─────────────────────────┘
```

病例 8　淋巴浆细胞淋巴瘤／华氏巨球蛋白血症

参考文献

[1] Vijay A, Gertz MA. Waldenström macroglobulinemia [J]. *Blood*, 2007, 109(12):5096–5103.

[2] Dimopoulos MA, Gertz MA, Kastritis E, et al. Update on treatment recommendations from the Fourth International Workshop on Waldenstrom's Macroglobulinemia [J]. *J Clin Oncol*, 2009, 27(1):120–126.

[3] Kapoor P, Ansell SM, Fonseca R, et al. Diagnosis and Management of Waldenström Macroglobulinemia: Mayo Stratification of Macroglobulinemia and Risk-Adapted Therapy (mSMART) Guidelines 2016 [J]. *JAMA Oncol*, 2017, 3(9):1257–1265.

[4] Kobayashi Y. JSH practical guidelines for hematological malignancies, 2018: II. Lymphoma-3. Lymphoplasmacytic lymphoma/Waldenström's macroglobulinemia (LPL/WM) [J]. *Int J Hematol*, 2019, 110(5):524–528.

[5] Iwanaga M, Chiang CJ, Soda M, et al. Incidence of lymphoplasmacytic lymphoma/Waldenström's macroglobulinaemia in Japan and Taiwan population-based cancer registries, 1996–2003 [J]. *Int J Cancer*, 2014, 134(1):174–180.

[6] Pessach I, Dimopoulos MA, Kastritis E. Managing complications secondary to Waldenström's macroglobulinemia [J]. *Ex-pert Rev Hematol*, 2021, 14(7):621–632.

[7] Björkholm M, Johansson E, Papamichael D, et al. Patterns of clinical presentation, treatment, and outcome in patients with Waldenstrom's macroglobulinemia: a two-institution study [J]. *Semin Oncol*, 2003, 30(2):226–230.

[8] Morice WG, Chen D, Kurtin PJ, et al. Novel immunophenotypic features of marrow lymphoplasmacytic lymphoma and correlation with Waldenström's macroglobulinemia [J]. *Mod Pathol*, 2009, 22(6):807–816.

[9] 中国抗癌协会血液肿瘤专业委员会, 中华医学会血液学分会白血病淋巴瘤学组, 中国抗淋巴瘤联盟. 淋巴浆细胞淋巴瘤/华氏巨球蛋白血症诊断与治疗中国专家共识 (2016 年版) [J].

中华血液学杂志 , 2016, 37(9):729–734.

[10] Swerdlow SH, Berger F, Pikeru SA. Lymphoplasmacytic lymphoma. In: Swerdlow SH, Campo E, Harrus NL, et al., editors. WHO classifcation of tumours of haematopoietic and lymphoid tissues [J]. *Lyon*: IARC,2017: 232–235.

[11] Treon SP, Xu L, Yang G, et al. MYD88 L265P somatic mutation in Waldenström's macroglobulinemia. *N Engl J Med*, 2012, 367(9):826–833.

[12] Kyle RA, Treon SP, Alexanian R, et al. Prognostic markers and criteria to initiate therapy in Waldenstrom's macroglobulinemia: consensus panel recommendations from the Second International Workshop on Waldenstrom's Macroglobulinemia [J]. *Semin Oncol*, 2003, 30(2):116–120.

[13] Leblond V, Kastritis E, Advani R, et al. Treatment recommendations from the Eighth International Workshop on Waldenström's Macroglobulinemia [J]. *Blood*. 2016;128(10):1321–1328.

[14] Gertz MA. Waldenström macroglobulinemia: 2019 update on diagnosis, risk stratification, and management [J]. *Am J Hematol*, 2019, 94(2):266–276.

病例 8 淋巴浆细胞淋巴瘤／华氏巨球蛋白血症

病例 9
马尔尼菲篮状菌病

双肺磨玻璃、斑片影合并多系统受累，若出现可凹性皮疹，淋巴结特征性坏死，溶骨性骨质破坏，要考虑马尔尼菲篮状菌病。

【病例介绍】

1. 现病史 患者，女性，27岁，间断发热2年半，咯血1年，腰背痛7个月。

患者2年半前出现发热，体温最高39℃，同时发现右侧颈部淋巴结肿大，伴双踝关节水肿，右颈部淋巴结活检提示"偶发分枝杆菌"，胸部CT发现纵隔多发淋巴结肿大，给予利奈唑胺、克拉霉素、左氧氟沙星治疗后患者体温恢复正常。治疗半年后停药1年前咯血后气管镜检查发现"支气管淋巴瘘"（具体不清，气管镜灌洗液提示偶发分枝杆菌？），气管镜后出现大咯血，行支气管动脉栓塞1次。7个月前出现腰背痛，偶发热，体温最高40℃，腰椎MRI提示椎体改变，支气管灌洗液检查提示鸟分枝杆菌，药敏提示多种药物耐药，给予异烟肼、利福平、乙胺丁醇、吡嗪酰胺、阿米卡星、莫西沙星、阿奇霉素治疗，3个月后患者体温恢复正常，腰背痛略改善。2个月前患者出现左上肢皮疹、脓点破溃，1个月前左上肢疼痛伴左上肢肌肉萎缩，止痛药物对症治疗缓解。1周前出现咳嗽、咳痰，无胸闷、气短，2日前再次出现发热，体温最高39℃，食欲缺乏。

查体：无异常。

2. 化验检查　血常规：白细胞计数 14.63×10⁹/L，中性粒细胞百分比 56.2%（50%～70%），嗜酸性粒细胞百分比 8.6%（0.5%～5%），血红蛋白 64g/L。肝肾功能：谷丙转氨酶 5U/L，谷草转氨酶 6U/L。红细胞沉降率 21mm/h，血β葡聚糖≤37.5pg/ml。乙肝5项均阴性，HIV、梅毒抗体均阴性。血肿瘤标志物：pro-GRP胃泌素前体 121.60ng/L↑（参考范围 0～80ng/L），血CEA正常。血结核感染T细胞检测阴性。痰抗酸染色阴性。痰TB-DNA、NTM-DNA、Xpert均阴性。

骨穿骨髓报告提示增生活跃骨髓象，粒系比例增高，红系未见明显代偿性增生，血小板增多，建议追踪复查。

双腹股沟淋巴结彩超示肿大 1.7cm×0.7cm，0.7cm×0.4cm；双腋窝淋巴结肿大 1.9cm×0.7cm，1.9cm×0.5cm；左颌下淋巴结肿大 2.5cm×0.8cm；双肾增大，腹腔淋巴结肿大，双侧极少量胸腔积液；

心包未见积液。

胸部 CT 检查见图 9-1，气管镜检查及病理活检见图 9-2 和图 9-3。支气管肺泡灌洗液 NGS 报告，马尔尼菲篮状菌。

3. 诊疗过程　最终诊断为马尔尼菲篮状菌肺炎。

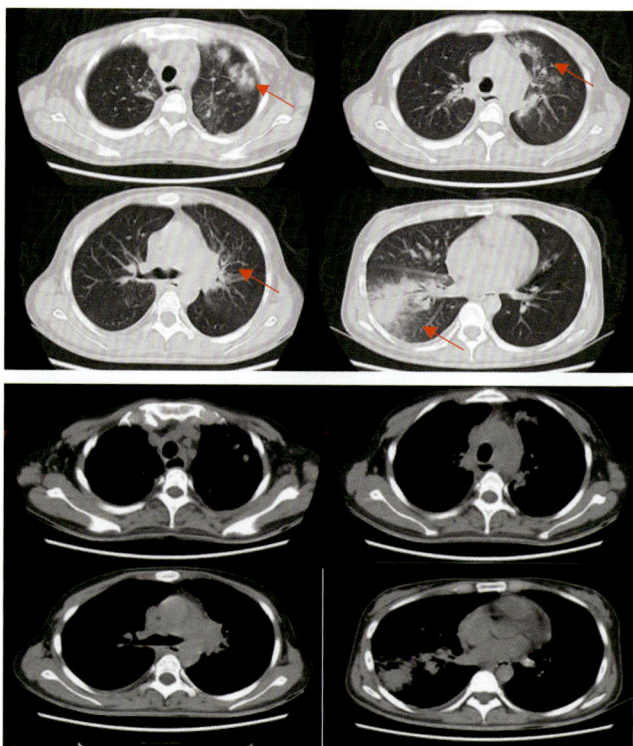

▲ 图 9-1　胸部 CT 示双肺散在斑点斑片影，左侧锁骨上窝可见肿大淋巴结，部分融合，部分凸向气管，提示双肺病灶并纵隔、右肺门、左侧锁骨上窝淋巴结肿大，部分向气管支气管右上突出，支气管淋巴瘘待排：右侧第 2 肋骨、$T_8 \sim T_{11}$ 椎体、T_{12} 右侧横突局部骨质破坏，右侧乳腺钙化

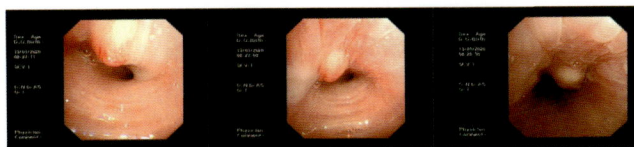

▲ 图9-2 气管镜：左主、左上支气管肉芽待查，怀疑淋巴瘘、NTM、肿瘤待进一步检查

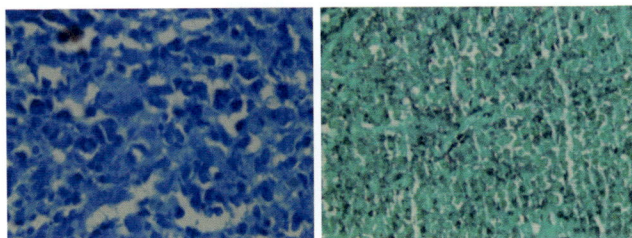

▲ 图9-3 气管镜病理活检示左上支气管黏膜活检：重度急慢性炎症，伴化脓。TB-DNA（–），PAS（–），六胺银（–）

治疗：伏立康唑抗真菌治疗20天，肺内病变增多。

调整治疗方案：给予亚胺培南西司他丁钠＋利奈唑胺＋两性霉素B治疗2周，患者肺内病变继续增多（图9-4）。

后改为伏立康唑治疗一年半，病情完全恢复。

【难点分析】

该病呈慢性病程，累及多系统多部位（肺部、淋巴结、肋骨及胸椎、皮肤），临床工作中需要与其他慢性感染性疾病（结核病、非结核分枝杆菌病、

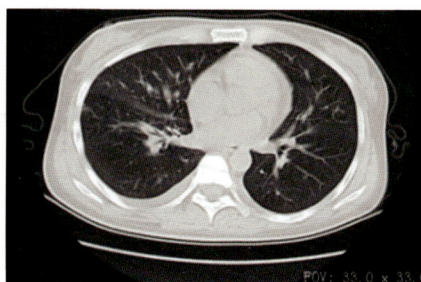

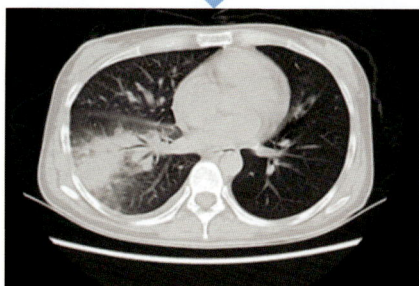

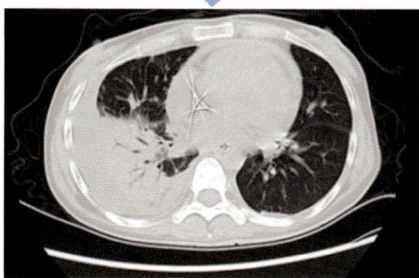

◀ 图 9-4　抗感染、两性霉素 B 抗真菌治疗 2 周，肺内病变增多

奴卡菌病）、结节病、淋巴瘤进行鉴别诊断。但该病仍有其自身特点，特别是可凹性皮疹，淋巴结特征性坏死，溶骨性骨质破坏，胸部影像学表现多样，但以双肺磨玻璃、斑片影为主。

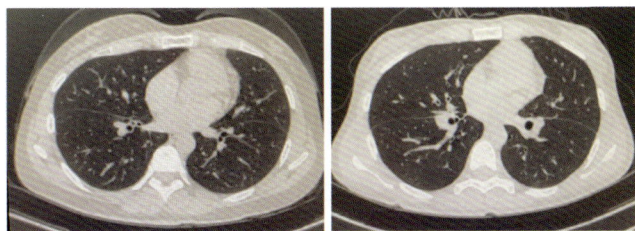

▲ 图 9-5　伏立康唑抗真菌治疗 1 年半，肺内病变消失

【专家点评】

根据患者症状体征和影像学检查，结核和真菌均不能除外，因为年轻，全身感染，考虑合并免疫系统疾病。在广西，是马尔尼菲篮状菌病高发区，该菌多全身播散遍及。治疗多选择伏立康唑和两性霉素 B。部分患者抗 γ 干扰素抗体阳性，有免疫缺陷的患者感染马尔尼菲篮状菌的可能性更高。

【病种介绍】

马尔尼菲篮状菌具有双相型特征，可在 25℃生长出该菌的菌丝相，可见帚状枝及孢子链，有传染性；在 37℃培养条件下为酵母型，只有酵母型致病。马尔尼菲篮状菌多见于 AIDS 等免疫功能异常患者，近年来健康者感染马尔尼菲篮状菌的报道越来越多。该病主要侵犯单核吞噬细胞系统，该菌可以随血液到达各种组织器官。临床表现为长期反复发热，伴咳嗽及肺部影像改变，与肺部感染及肺结核等疾病难以鉴别。临床表现出现发热 95% 以上；70% 有肺

> 建议有条件可继续筛查 γ 干扰素抗体。HIV（＋）或有自身免疫异常者多发病

部感染（吸入大量马尔尼菲篮状菌的分生孢子是造成马尔尼菲篮状菌感染的主要原因），出现咳嗽、咳痰；70% 贫血，65% 体重减轻；75% 淋巴结肿大；60% 肝大、脾大；60% 皮疹；45% 骨质破坏；10% 中枢受累。

马尔尼菲篮状菌的自然宿主为竹鼠，询问病史时是否有竹鼠接触或食用史非常重要。马尔尼菲篮状菌的检出是该病诊断的金标准，骨髓培养阳性率接近 100%，有皮疹的活检阳性率 83.33%～90%，血培养阳性率 76%。早期诊断（1～5 天），骨髓培养或血培养阳性率最高。不同患者的检出部位多不相同，在考虑该病时，应行多部位的活检及培养。活检组织有肉芽肿样变、坏疽和中性粒细胞浸润，细胞内外有大量的圆形、椭圆形、伸长的酵母样孢子分裂繁殖。

胸部影像学表现下肺分布优势，多累及双肺，多叶段分布，以磨玻璃影、斑片影为主，小叶中心结节可见，树芽征少见；间质病变以粟粒结节、网格结节影为主；肿块少见；空洞少见；肺门及纵隔淋巴结肿大常见，腹腔淋巴结肿大也比较常见，淋巴结无钙化，不融合，一般早期就出现坏死；可见胸膜增厚，胸腔积液。淋巴结肿大常见，常见浅表部位有颈部、腋窝及腹股沟；深部有肺门纵隔及腹腔淋巴结圆形，中心有坏死，增强环形强化；无钙化；不融合，肺门纵隔一般不超过 2cm；腹腔肿大淋巴结多为 1～2.5cm。侵犯骨骼系统,以溶骨性病变为主。典型皮疹表现为隆起中心有坏死,以小皮疹常见。

马尔尼菲篮状菌病可以治愈。但若延误诊断和治疗将危及患者的生命。伊曲康唑和酮康唑是治疗轻、中度马尔尼菲篮状菌感染的首选药物;静脉点滴两性霉素 B 可有效治疗严重的马尔尼菲篮状菌感染。

【诊断流程】

以下为具体诊断流程。

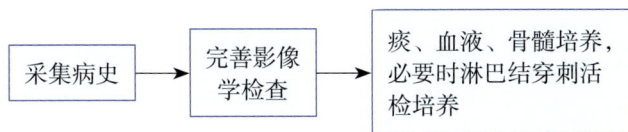

```
采集病史 → 完善影像学检查 → 痰、血液、骨髓培养,
                            必要时淋巴结穿刺活
                            检培养
```

参 考 文 献

[1] 杨敬芳,李继红,杨红申.马尔尼菲青霉菌病的研究进展 [J].国外医学·临床生物化学与检验学分册, 2004, 25(1):45–47.

[2] "十三五"国家科技重大专项艾滋病机会性感染课题组.艾滋病合并马尔尼菲篮状菌病临床诊疗的专家共识 [J].西南大学学报 (自然科学版), 2020, 42(7):61–75

病例 9 马尔尼菲篮状菌病

病例 10
耐多药肺结核合并非结核分枝杆菌定植

本患者青年男性，分子生物学检测提示 MDR-TB，抗结核治疗中多次培养出脓肿分枝杆菌，肺穿刺活检病理提示结核，考虑脓肿分枝杆菌定植可能。

【病例介绍】

1. 现病史 患者男性，25 岁，体检发现肺部阴影半年余。

患者半年前体检发现肺部阴影，胸部 CT 示双肺散在斑片、结节及索条影，周围见树芽征样改变，邻近胸膜增厚粘连。血 QFT 阳性（$P>0.5$；T 0.7）。PPD 皮试阴性。痰抗酸杆菌涂片阴性（一次）。痰 Xpert 阴性（一次）。血 ALT 54U/L，于首都医科大学附属北京地坛医院行自身抗体及肝炎抗体等相关检查，除外肝炎及自身免疫性肝病，给予保肝药物治疗后好转。给予异烟肼、利福喷丁、乙胺丁醇、左氧氟沙星抗结核治疗。3 个月后复查胸部 CT 示肺部病灶部分较前吸收，部分增大，右肺上叶病变内空洞新出现。门诊行支气管镜检查未见明显异常。收入院。

查体：无异常。

2. 化验检查　血生化：血尿酸 478.1μmol/L，甘油三酯 1.75mmol/L，低密度脂蛋白 3.13mmol/L，余均正常。降钙素原 0.04ng/ml。血常规、肿瘤标记物、甲功、尿常规、便常规、糖化血红蛋白、红细胞沉降率、ACE 均正常。自身抗体检测均阴性。凝血：APTT 24.1s。血结核抗体阳性。G 试验、GM 试验阴性。T 细胞亚群：调节性 T 细胞 11.7%，总 B 细胞 24.3%，活化 T 淋巴细胞 2.4%。血混合淋巴细胞培养 + 干扰素检测：阴性（T 9，$P > 20$）。

痰 Xpert 阴性（2 次）；痰抗酸杆菌涂片阴性（1 次）；痰溶解曲线检测结核分枝杆菌 DNA 阴性；支气管镜灌洗液 Xpert 阳性，含量极低，rpoB-D 探针有突变。灌洗液 Hain test 检测检出异烟肼耐药基因突变。痰结核分枝杆菌液体培养：结核分枝杆菌复合群阳性。

支气管镜检查未见明显异常。

入院后给予贝达奎啉、利奈唑胺、左氧氟沙星、环丝氨酸、氯法齐明、吡嗪酰胺抗结核治疗。

胸部 CT 示双肺多发斑片、结节影，部分伴钙化（图 10-1）。

3. 诊疗过程　诊断耐多药肺结核，予以调整方案为贝达喹啉、利奈唑胺、左氧氟沙星、环丝氨酸、氯法齐明、吡嗪酰胺。上述方案抗结核治疗 1 个月，

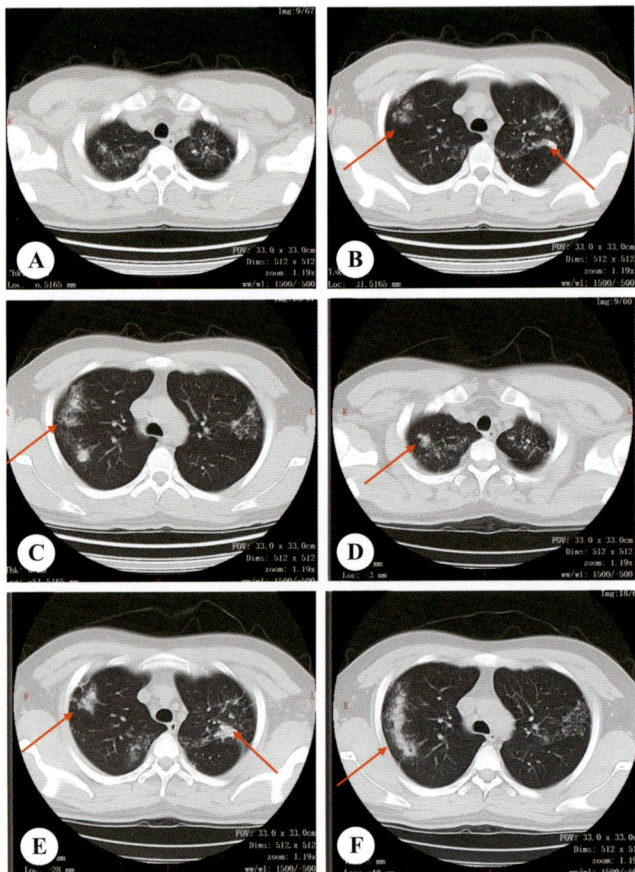

▲ 图 10-1　胸部 CT 肺窗图像（红圈区域病变增多，绿圈区域病变好转）

A 至 C. 2020 年 11 月 9 日异烟肼、利福喷丁、乙胺丁醇、左氧氟沙星治疗后胸部 CT 平扫图像；D 至 F. 2021 年 3 月 6 日，贝达喹啉、利奈唑胺、左氧氟沙星、环丝氨酸、氯法齐明、吡嗪酰胺胸部 CT 平扫图像

复查 QTc＞500ms，停贝达喹啉。复查 ALT 98U/L，AST 107U/L，停用吡嗪酰胺。

住院期间送检痰结核分枝杆菌培养 2 次，结果均提示抗酸菌阳性。分枝杆菌菌种鉴定均提示脓肿分枝杆菌。药敏试验：除克拉霉素外均提示耐药。

行 CT 引导下右肺病变穿刺活检术。术后病理：肺组织慢性肉芽肿性炎伴坏死，TB-DNA 阳性，分枝杆菌基因检测（－）；特殊染色：抗酸染色（－），PAS 染色（－）。结核分枝杆菌 DNA 含量低于耐药试剂检测下限。

最终诊断：①耐多药肺结核，分子生物学阳性；②药物性肝损害；③脓肿分枝杆菌感染（定植）。

调整抗结核治疗方案为利奈唑胺、左氧氟沙星、环丝氨酸、氯法齐明、阿米卡星。

治疗后复查胸部 CT，肺窗图像见图 10-2。

【难点分析】

患者青年男性，体检发现肺部病变，无症状，涂阴，Xpert 阴性，IGRA 阳性，结合影像学表现，考虑临床诊断肺结核明确，给予一线药物治疗。3 个月后发现病变进展，气管镜灌洗液提示 Xpert 阳性，有突变，Hain 阳性，痰培养结核分枝杆菌复合群。考虑 MDR 诊断有依据，故予抗 MDR-TB 治疗，期间送检痰培养均为脓肿分枝杆菌。Xpert 检测含量极低时可能出现假阳性，考虑患者 NTM 菌量较大，

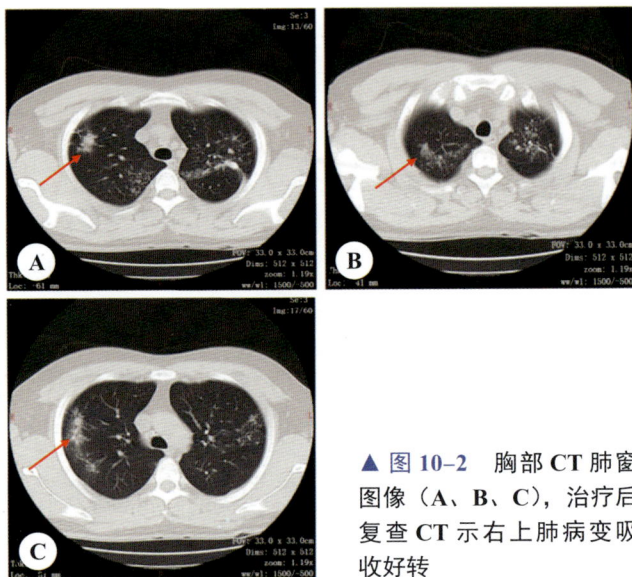

▲ 图 10-2　胸部 CT 肺窗图像（A、B、C），治疗后复查 CT 示右上肺病变吸收好转

Xpert 有错报可能，可误诊为耐药，但痰培养 MTB 复检未检出结核分枝杆菌。故诊断及治疗存在不同意见。

【专家点评】

患者经 Xpert 及 Hain 检测提示 MDR-TB，患者影像表现以结核为主，治疗有效，故考虑可确诊。脓肿分枝杆菌定植少见，诊断需谨慎，本病有传染性，通过侵入性操作和手术造成院内感染需非常重视，本患者目前无相关证据。故诊断考虑 MDR-TB 合并非结核分枝杆菌，此类疾病也有文献报道，建议治疗上采取两病兼顾的方案。

【病种介绍】

结核病合并非结核分枝杆菌定植是一种较为复杂的临床状况，涉及两种不同的分枝杆菌感染。非结核分枝杆菌定植是一种涉及特定类型分枝杆菌在人体内持续存在但不一定引起明显疾病症状的状态。定植是指非结核分枝杆菌在人体内持续存在但不引起疾病症状的状态；而感染则是指非结核分枝杆菌在人体内增殖并导致临床症状的出现。NTM 的定植可能是无症状的，也可能在特定条件下转变为感染。需要临床医生根据患者的具体情况进行综合评估和管理。

【诊断流程】

以下为具体诊断流程。

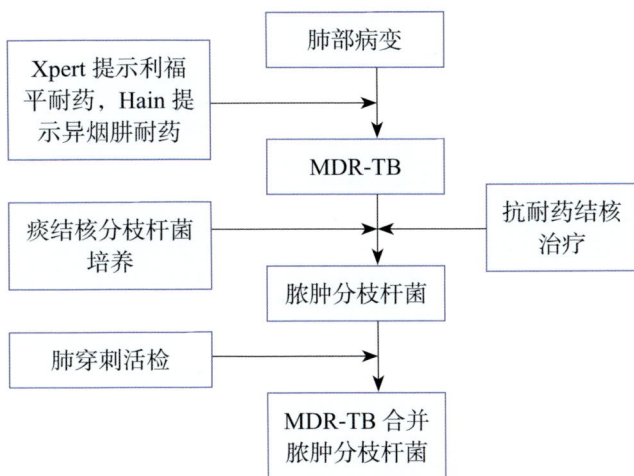

参考文献

[1] 中国防痨协会 . 耐药结核病化学治疗指南 (2019) [J]. 中国防痨杂志 , 2019, 41(10): 1025–1073.

[2] 中华医学会结核病学分会 . 非结核分枝杆菌病诊断与治疗指南 (2020 年版) [J]. 中华结核和呼吸杂志 , 2020, 43(11):918–946.

[3] 唐神结 , 高文 . 临床结核病学 [M]. 2 版 . 北京 : 人民卫生出版社 , 2019.

病例 11
脓胸相关性淋巴瘤

【病例介绍】

1. 现病史 患者，女性，64 岁，右侧胸痛 9 个月余，发热 2 周。

患者 9 个月余前出现右侧胸痛，伴活动后胸闷，无发热、咳嗽、咯痰症状，就诊当地医院，考虑"肺炎"给予抗感染对症治疗后症状改善不理想。8 个月前患者就诊于某三甲医院，做胸部 CT 检查示"右侧包裹性胸腔积液"，给予胸腔穿刺术，抽出乳糜样胸腔积液，考虑"假性乳糜胸胆固醇胸腔积液"，给予抗感染（头孢克肟）治疗半个月，症状仍无改善，遂于 2021 年 1 月收住我院，入院后给予做 CT 引导下胸壁病变穿刺活检，胸膜病理提示：大量坏死，TB-DNA 阳性，考虑"结核性胸膜炎"，结合患者有肾移植术后病史，目前服用抗排斥

老年女性患者有肾移植病史，长期服用免疫抑制药治疗，发现胸腔积液 20 余年，因发热入院，检查发现胸腔积液，胸腔积液化验为脓性，经常规检查未见明确病原学依据。给予诊断性抗结核治疗后疗效不佳。

药物，为了避免肾损害及抗排异药物相互作用，暂给予异烟肼联合莫西沙星抗结核治疗，治疗半个月，患者自觉服药后胃肠道不适并伴有午后高热、体温达 38℃，活动后胸闷、气短，胸部 B 超示右侧胸腔包裹性积液，第二次收住院。入院后行右侧胸腔闭式引流术，完善胸腔积液相关检查，上次胸膜穿刺活检病理考虑结核性脓胸，结合患者肾移植术后及口服抗排异药物病史，给予选择肝肾毒性小的异烟肼、莫西沙星、利奈唑胺、氯法齐明等药物抗结核治疗，外科会诊后建议可给予外科干预，患者了解病情后不同意行手术干预。疼痛科同时给予肋间封闭及药物止痛治疗。经治疗后患者仍有胸痛，疼痛改善不理想，影响日常生活，体温有下降，低热为主。院外继续服用异烟肼、莫西沙星、利奈唑胺、氯法齐明，治疗 1 个月后患者食欲缺乏逐渐加重，出现恶心呕吐，不能进食，停所用抗结核药物。1 周后患者出现寒战、高热，最高体温达 40℃，明显喘憋，遂就诊于我院急诊，辅助检查血常规提示：白细胞 20.6×10^9/L，中性粒细胞百分比 95%，血红蛋白 56g/L，肌酐 127.8μmol/L，降钙素原 85.45ng/ml，应用美罗培南、泼尼松等对症治疗后体温下降，波动 38℃左右，仍有发热、食欲缺乏，喘憋，为求进一步诊治第三次入院。

既往史：1998 年因颜面部水肿发现肾功能衰竭，间断血液透析治疗，1999 年 10 月于北京某三甲医院行右侧肾移植术，术后服用环孢素、波尼松、吗替麦考酚酯、葡醛内酯，他汀类降脂药；术后1年左右因咳嗽咳痰，发现"右侧胸腔积液"，于北京某医院住院治疗，具体诊治不详，抗结核治疗2~3天后发现肾功能异常停药，其后因无咳嗽咯痰，未进一步诊治及复查。半年前发现轻度贫血。铁铸造工20余年。月经规律，47岁绝经。

家族史：其父因肺病患者幼年时已故；母已故，病因不详；兄长因肺癌已故10余年。

查体：贫血貌，右侧胸廓塌陷，右侧乳房下触痛明显，右侧呼吸音低，余无异常。

2. 化验检查　入院后做胸腔置管术，并给予查胸腔积液常规：黄色浑浊白细胞数 $1.273 \times 10^9/L$，多核细胞百分比 83.6%，胸腔积液生化：乳酸脱氢酶 4825U/L，ADA 64.3U/L；血淋巴细胞干扰素测定阴性；红细胞沉降率 107mm/h；胸腔积液普通细菌培养无细菌生长。

胸部 CT 示右侧包裹性胸腔积液（图 11-1）。

胸膜穿刺活检病理诊断：右侧胸膜穿刺大量坏死组织及少许纤维组织，血管壁周围淋巴样细胞较密集，并有轻度异型，由于有效成分极少，难以明确性质，抗酸染色（-），PAS 染色（-），六胺银染色（-）TB-DNA（+），分枝杆菌基因检测（-）。符合结核。

胸腔积液离心物病理可见红细胞、中性粒细胞

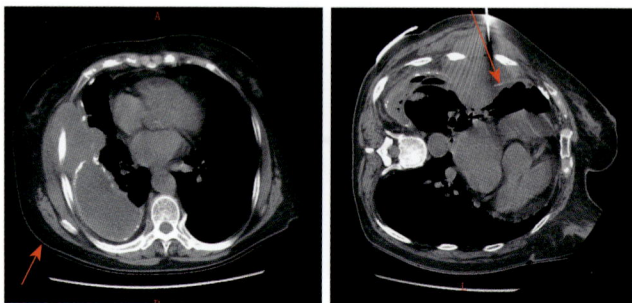

▲ 图 11-1　胸部 CT 纵隔窗图像（右侧包裹性胸腔积液）

伴坏死考虑化脓性感染。

　　右侧胸壁穿刺活检：右侧胸壁穿刺恶性肿瘤，结合免疫组化，支持淋巴瘤，考虑 B 细胞来源。免疫组化结果：CKpan（－），TTF-1（－），CD56（－），Syn（－），p40（－），Ki67（约 60%＋），CD20（＋），CD3（－），CD30（－），CD21（－），CD15（－），Vimentin（＋），CD79a（－），CD68（－）。

　　EB 病毒抗体检查：EBV-CA-IgA 抗 EB 病毒衣壳抗原 IgA ↑阳性；EBV-CA-IgG 抗 EB 病毒衣壳抗原 IgG ↑阳性；EBV-CA-IgM 抗 EB 病毒衣壳抗原 IgM 阴性；EBNA1-IgG 抗 EB 病毒核抗原 IgG ↑阳性；EBV-EA-D-IgG 抗 EB 病毒早期抗原 IgG 阴性，结果提示患者既往存在 EB 病毒感染。

　　3. 诊疗过程　最后诊断：①右侧恶性胸腔积液；②脓胸相关性淋巴瘤；③细菌性肺炎；④肾功能衰竭；⑤右侧肾移植术；⑥重度贫血。

　　北京某三甲医院血液科行化疗（R-CHOP），并给予吗啡缓释片缓解疼痛治疗。目前化疗 3 周期，经治疗后自觉胸痛略有改善，仍有间断低热，体温波动 38℃左右，复查胸部 CT 示胸部局部病变仍有进展。目前建议局部胸壁病变姑息放疗同时联合西达苯胺作为增敏剂。

【难点分析】

该患者肾移植术后因胸痛伴发热，胸部 CT 检查提示"脓胸伴胸壁及肋骨破坏"，完善检查经反复住院 3 次，以下为前后经 3 个月诊治。

1. 初步诊断为结核性脓胸：肾移植术后 1 年因发热发现右侧胸腔积液，当时考虑结核性胸膜炎，给予抗结核治疗后出现肾功能异常停用抗结核药物，其后未复查及进一步治疗。此次因胸痛伴发热，发现右侧包裹性胸腔积液伴胸膜钙化。胸腔积液相关检查：胸腔积液渗出性，胸腔积液 ADA＞45U/L，胸膜穿刺活检结核分枝杆菌 NDA 阳性，符合结核性胸膜炎特点，经规律抗结核及充分引流胸腔积液后患者症状改善并不理想。

2. 确定诊断为脓胸相关性淋巴瘤（pyothorax-associated lymphoma，PAL）：患者因规律抗结核及充分引流胸腔积液后症状改善不理想，复查胸部 CT 胸壁病变增大，为除外合并胸壁及肋骨恶性病变可能，再次行胸膜穿刺活检经病理检查后证实为 PAL。

【专家点评】

大多数 PAL 病例的诊断常基于 3 个临床特征，即患者有结核病病史、病理表现为弥漫性大母细胞淋巴瘤（DLBCL）类型及 EBV 感染证据。本病例既往存在结核病病史，而且此次表现为包裹性脓胸伴胸壁及肋骨病变，胸部病变病理表现为 DLBCL，以及既往提示存在 EBV 感染证据，均支持了 PAL 的诊断。目前 PAL 最佳治疗方案在很大程度上仍不明确，目前的指南建议主要依赖于 DLBCL 的化学治疗，推荐包含利妥昔单抗和 CHOP 为主的方案用于 PAL 的一线治疗。若效果欠佳或对于复发或难治性 PAL 患者，推荐挽救性化疗后自体干细胞移植。本病例采用 R-CHOP 化疗方案，化疗 3 个周期后目前评估患者局部病变仍有进展，目前建议局部胸壁病变姑息放疗同时联合西达苯胺作为增敏剂。综上考虑该患者预后不佳。

【病种介绍】

脓胸相关性淋巴瘤是一种恶性非霍奇金淋巴瘤，形态学大多数表现为大 B 细胞，是非霍奇金淋巴瘤的一种具有恶性度高的特点，细胞类型主要为免疫母细胞型，少数可见浆细胞型。PAL 常见于慢性肺结核或结核性胸膜炎，大多数是在结核病 20～50 年后发现的，多数 PAL 病例胸膜肿块的活检可以帮助确诊淋巴瘤。此外，EB 病毒（EBV）感染对该疾病的发展有重要影响。长期慢性胸膜感染需警惕此病。

【诊断流程】

以下为具体诊断流程。

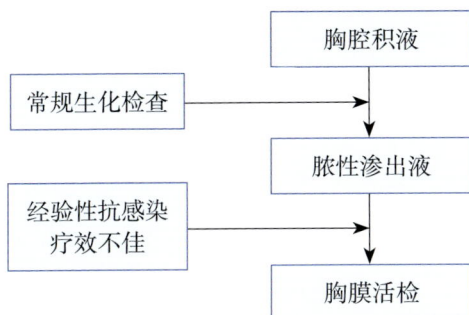

```
         ┌──────────────┐
         │    胸腔积液    │
         └──────────────┘
┌──────────────┐      │
│  常规生化检查  │─────▶│
└──────────────┘      ▼
              ┌──────────────┐
              │   脓性渗出液   │
              └──────────────┘
┌──────────────┐      │
│  经验性抗感染  │─────▶│
│    疗效不佳    │      ▼
└──────────────┘ ┌──────────────┐
                 │   胸膜活检    │
                 └──────────────┘
```

参 考 文 献

[1] TravisW D, Brambilla E, MullerHermelink HK, et al. World Health Organization Classification of tumours, pathology and genetics, tumours of the lung,pleura, Thymus and Heart [J]. *Lyon: IARCPress*, 2004: 26.

[2] Fukayama M, Ibuka T, Hayashi Y, et al. Epstein-Barr virus in pyothorax-associated pleural lymphoma [J]. *Am J Pathol*, 1993,143:1044–1049.

[3] Pyothorax-associated lymphoma: a review of 106 cases [J]. *J Clin Oncol*, 2002,20:4255–460.

[4] V. Kotla, S. Goel, S. Nischal et al. Mechanism of action of lenalidomide in hematological malignancies [J]. *Journal of Hematology & Oncology*, 2009, 2(1): 36.

[5] L.-Y. Ma, L. Su. Application of lenalidomide on diffused large B-cell lymphoma [J]. *Chinese Medical Journal*, 2018, 131(20):4.

病例 11 脓胸相关性淋巴瘤

病例 12
欧猥迭宫绦虫脓胸

青年男性患者因咳嗽入院，检查发现胸腔积液，胸腔积液化验为脓性，经常规检查未见明确病原学依据。胸腔积液NGS检测提示欧猥迭宫绦虫，经相关检查后明确诊断并给予相应治疗。

【病例介绍】

1. 现病史　患者，男性，32岁，间断咳嗽2个月。

患者2个月前无明显诱因出现间断咳嗽，无明显咳痰，无痰中带血及咯血，无发热，无寒战，无胸闷、气短、胸痛，无乏力、食欲减退。就诊于当地医院，行胸部X线片检查提示右侧胸腔积液。于当地医院住院行右侧胸腔闭式引流术，引流出淡黄色胸腔积液约1500ml，具体化验结果不详。考虑结核性胸膜炎可能，给予HREZ抗结核治疗。治疗后患者咳嗽症状有所改善。治疗1个月后复查胸部CT示右侧包裹积液较前增多，为进一步诊治收入我科。

查体：右肺呼吸音低，余无异常。

2. 化验检查　血常规：白细胞计

数 6.81×10^9/L，中性粒细胞百分比 54.2%，中性粒细胞计数 3.69×10^9/L，淋巴细胞百分比 35.2%，嗜酸性粒细胞百分比 4.3%，嗜酸性粒细胞计数 0.29×10^9/L，红细胞计数 4.82×10^{12}/L，血红蛋白 144g/L，血小板计数 293×10^9/L；凝血：APTT 28.2s，FIB 2.29g/L，PT 11.7s，TT 9.7s，D-二聚体 0.53mg/dl ↑；尿常规正常；糖化血红蛋白 5.9%；风湿免疫相关自身抗体均阴性。血生化：ALT 59U/L ↑，AST 43U/L ↑，ALP 64U/L，ALB 39.9g/L，TBIL 4.9μmol/L，DBIL 1.7μmol/L，GGT 61.1U/L ↑，ADA 4.5U/L，GLU 8.5mmol/L↑，BUN 5.27mmol/L，CREA 58.6μmol/L，K^+ 3.73mmol/L，Na^+ 138mmol/L，Cl^- 100.7mmol/L，总胆固醇 4.27mmol/L，低密度脂蛋白 2.91μmol/L，乳酸脱氢酶 168U/L，C反应蛋白 1.53mg/dl，血尿酸 697.3μmol/L ↑；甲状腺功能：T_3 1.67nmol/L，FT_3 5.16pmol/L，FT_4 10.84pmol/L，TSH 2.15mU/L，T_4 55.73nmol/L；血肿瘤标志物正常范围；血混合淋巴细胞培养+干扰素测定阴性。

痰抗酸染色涂片阴性（3次）；痰 Xpert 阴性（1次）；痰结核分枝杆菌培养阴性；痰细菌培养、痰真菌培养：无致病菌生长。痰液基细胞学未见癌瘤细胞。

入院后予留置胸腔引流管，引流出黄色脓性液体，送检，结果：常规：肉色，浑浊，无凝块，李凡他试验阳性，白细胞 52.361×10^3/μl，单核细胞百分比 20.1%，嗜酸性粒细胞绝对值 $0.036 \times 10^9/\mu l$，嗜酸性粒细胞百分比 0.1%；生化：蛋白 68.5g/L，ADA 47.8U/L，GLU 0.1mmol/L，CL 103.1mmol/L，LDH 3141U/L，CRP 11.96mg/L；细菌培养：无细菌生长；抗酸杆菌涂片阴性，Xpert 阴性，分枝杆菌培养阴性，游离核酸检测阴性；结核感染 T 细胞检测阴性；甲基化检测阴性；细胞 DNA 倍体定量检查：未见异常倍体细胞；液基细胞学：未见癌瘤细胞；肿瘤标记物：细胞角质蛋白 19 片段测定 7.24ng/ml，CEA 1.37ng/ml，NSE＞300ng/ml，胃泌素前体 13.08pg/ml，SCC 0.15ng/ml（胸腔积液离心物）可见淋巴细胞及间皮细胞。

胸部 CT 提示右侧胸腔积液伴胸膜增厚、粘连，右下肺局部不张可能（图 12-1）。

B 超：腹部轻度脂肪肝，胆囊壁多发胆固醇结晶，胆囊息肉样病变。颈部及甲状腺：左侧颈部淋巴结肿大，甲状腺实质回声欠均匀。心脏：未见明显异常。

胸腔积液 mNGS 结果提示欧猬迭宫绦虫，202 序列。追问病史，否认饲养宠物及生食肉类，但患者长期饮用生水。

外院送检曼氏裂头蚴 IgG 抗体阳性，囊虫 IgG 抗体阳性。阿米巴滋养体及包囊阴性。便液基寄生虫卵检测未见虫卵。隐孢子虫抗原阴性，蓝氏贾第鞭毛虫抗原阴性。腹部 CT 未见明显异常。头颅磁

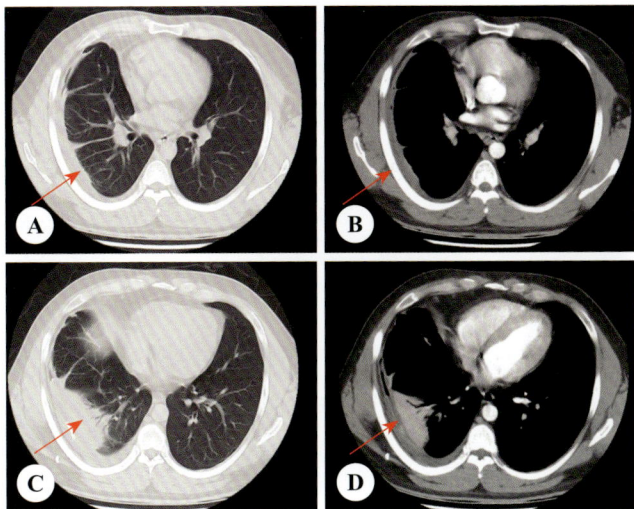

▲ 图 12-1　胸部 CT 肺窗（A 和 C）及纵隔窗（B 和 D）

共振显示双侧顶叶少许脱髓鞘可能。

3. 诊疗过程　最终诊断：①欧猥迭宫绦虫脓胸；②细菌性肺炎；③肝功能异常；④高尿酸血症；⑤ 2 型糖尿病？患者曾就诊于北京某医院，给予吡喹酮治疗。

【难点分析】

本例患者青年男性，因咳嗽入院，胸腔积液为脓性，化验提示渗出液，血糖低，LDH 高，ADA 高，但结核相关检查均为阴性，考虑结核证据不充分，需与其他感染性疾病、恶性胸腔积液等渗出性液体相鉴别。

NGS 检测目前在临床开展较多，多用于常规检测手段无法取得明确结果时应用。本患者因缺乏明确病原学依据，故选用该检查，为诊断提供思路。

【专家点评】

本病例临床中较为少见，依靠传统检测方法做出诊断较为困难。通过对本病例的诊治，提示以下几点：①对于常规检测方法无法取得明确诊断的患者，依据指南合理选用 NGS 检测是必要的，可以为诊断提供重要的思路；②嗜酸细胞升高并不是寄生虫感染的诊断金标准，只是辅助诊断的指标，故血嗜酸细胞正常并不能排除寄生虫感染；③绦虫感染是否为本患者唯一导致胸腔积液的原因，尚需后续随访追踪。

【病种介绍】

人裂头蚴病：裂头蚴是迭宫绦虫的一个发育期，引起良性的裂头蚴病，裂头蚴病的致病种有两种，即欧猥迭宫绦虫和拟曼迭宫绦虫。人裂头蚴病是由迭宫绦虫第Ⅲ期幼虫引起的，为食源性、水源性、接触源性或亲源性等多种方式传播的人兽共患寄生虫病。欧猥迭宫绦虫裂头蚴病主要分布于东亚，人是迭宫绦虫裂头蚴的偶然终止宿主；寄生后主要引起宿主的炎症和纤维样变化，致死病例罕见。

临床表现差异很大，可分为无症状、轻中度症状和重度症状等 3 类；轻中度症状：在裂头蚴寄生部位的周围组织引起炎性反应，有移动的团块，具触痛或痛的团块；重度症状：裂头蚴穿过肠壁引起肠穿孔、肠穿孔合并腹膜炎，壁内裂头蚴病引发肠梗阻；寄生于泌尿系统引起尿频、尿闭、尿痛和尿血；眼裂头蚴病导致失明；脑裂头蚴病致癫痫、感觉异常和半身轻瘫；肝 – 胸膜腔裂头蚴致肝脓肿和大量胸腔积液；在我国，裂头蚴病的临床表现眼部占 44.74%、口腔颌面部占 21.03%、躯体占 16.29%。在美国，最常见的是皮下团块（结节）。

推断性诊断：对疑似患者应详细询问其进食习惯，有无蛇肉、蛙肉敷贴伤口史，有无食半生不熟或生蛙、蛇肉或其他动物的生肉史，有无食生蛇胆史；病原学检查：在手术中（包括眼科）所见自由活动（游离）的虫体或从切开的团块组织中取出的虫体，可根据其大小、体色和有无吸盘、口钩、节片等形态特征做出鉴定；病理切片：手术切除皮肤或脏器活组织检查；影像学检查：根据磁共振成像（MRI）显示的匐行管状通道，诊断脑裂头蚴病。超声用于诊断软组织、皮下、肌与骨骼裂头蚴病。免疫学（血清学）试验：沉淀素反应和间接荧光抗体试验或间接免疫荧光检测：具有高敏感度和特异度；酶联免疫吸附试验（ELISA）：敏感度和特异度分别为 85.7% 和 97.5%，是很灵敏的方法，但仅适用于活动性感染。

手术切除病灶取虫是裂头蚴病主要的治疗方法；药物治疗：吡喹酮、甲苯咪唑；40% 乙醇普鲁卡因、α-糜蛋白酶溶液注射入肿块内杀死裂头蚴。

【诊断流程】

以下为具体诊断流程。

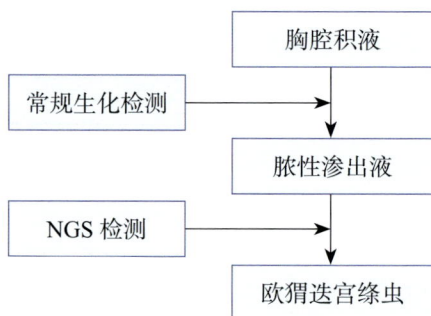

参 考 文 献

[1] 裘明华，裘明德. 人裂头蚴病和无头蚴病：I.病原学的过去和现在 [J]. 中国寄生虫学与寄生虫病杂志, 2009, 27(1): 54-60.
[2] 裘明华，裘明德. 人裂头蚴病和无头蚴病：II.病理学、临床、流行病学及控制的过去和现在 [J]. 中国寄生虫学与寄生虫病杂志, 2009, 27(3):251-260.

病例 13
侵袭性肺曲霉菌病

【病例介绍】

1. 现病史 患者，男性，60 岁，咳嗽、咯血 5 个月，加重伴发热 2 个月。

患者 5 个月前因咳嗽、咳白黏痰，偶有痰中带血丝，于我院门诊查肺 CT 示右肺上叶感染性病变伴空洞，考虑继发性肺结核，给予异烟肼、乙胺丁醇、左氧氟沙星、利福喷丁抗结核治疗 1 周后，患者自行停药，上述病情逐渐加重。2 个月前患者出现间断发热，最高体温 39℃，伴活动后喘息，无寒战、流涕、肌肉酸痛，无头痛、头晕，无腹痛、腹泻，于我院结核科复查肺 CT 病变较前明显增多，为大片实变影伴蜂窝样改变；行支气管灌洗液细菌培养（2020 年 9 月 1 日）示铜绿假单胞菌（左氧氟沙星、头孢唑啉、环丙沙

患者老年男性，主要症状为咳嗽、咯血伴发热；既往存在免疫功能下降因素；结核病相关检查结果均阴性，抗结核及抗细菌治疗无效；胸部 CT 不除外侵袭性肺曲霉菌病；支气管灌洗液 NGS 见曲霉菌；痰真菌培养有霉菌生长（丝状菌）；经有效抗曲霉菌治疗后好转。因此诊断侵袭性肺曲霉菌病。

星、头孢他啶耐药，头孢吡肟、美洛培南、哌拉西林／他唑巴坦中介）；痰真菌培养示白假丝酵母（无耐药）；给予异烟肼、利福平、乙胺丁醇、吡嗪酰胺抗结核，并先后给予哌拉西林／他唑巴坦、美罗培南联合阿米卡星抗感染等治疗，患者病情无好转。4 天前患者咯鲜血约 200ml，于外院行介入止血治疗后好转，现为求进一步诊治就诊于我科。

既往史：糖尿病 4 年，中药治疗，血糖控制可；胆囊炎、胆囊结石 4 年。

个人史：吸烟 30 余年，每日 1 包；饮白酒 30 余年，每日 200ml。

查体双肺呼吸音粗，余无异常。

2. 化验检查　血常规、肝肾功能、血气分析、凝血、心肺五联、PCT、肿瘤标志物、甲状腺功能、糖化血红蛋白、G 试验、GM 试验均无明显异常，痰抗酸染色、Xpert、分枝杆菌培养及血 T-SPOT 结果均阴性。

胸部 HRCT 示双肺多发斑片影、右上肺实变影，较前增多，伴空洞形成（图 13-1）。支气管灌洗液 NGS 示曲霉菌。痰真菌培养示有霉菌生长（丝状菌）。

3. 诊治过程　结合患者病史及相关检查结果，诊断考虑侵袭性曲霉菌病、细菌性肺炎，给予静点伏立康唑（首日，300mg，每 12 小时 1 次；其后，200mg，每 12 小时 1 次），并依次给予哌拉西林／

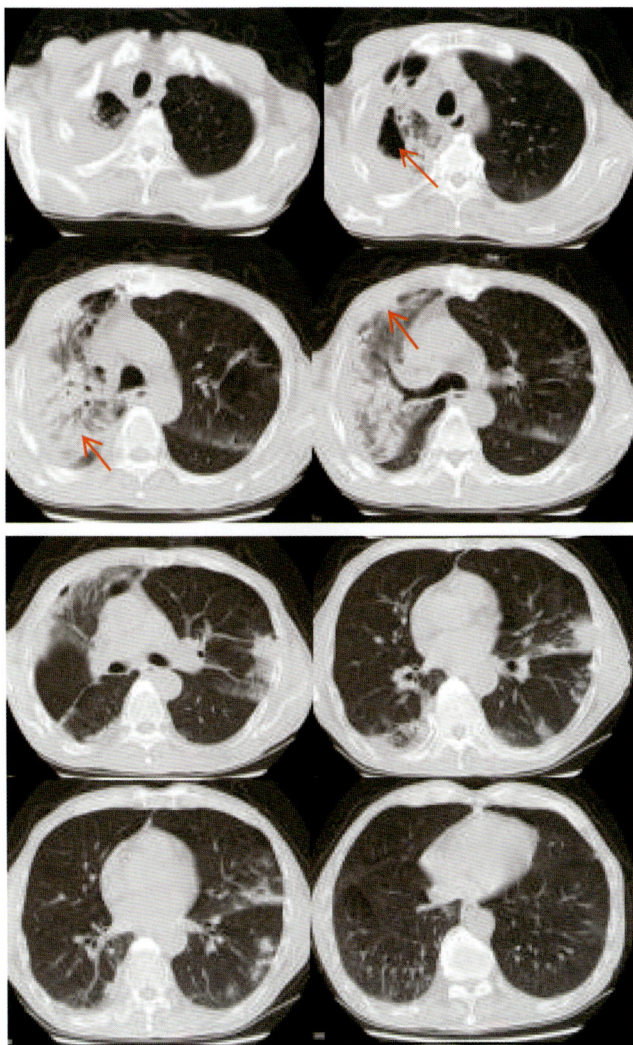

▲ 图 13-1　胸部 CT

右肺双肺多发斑片影、右上肺实变影，较前增多，伴空洞形成

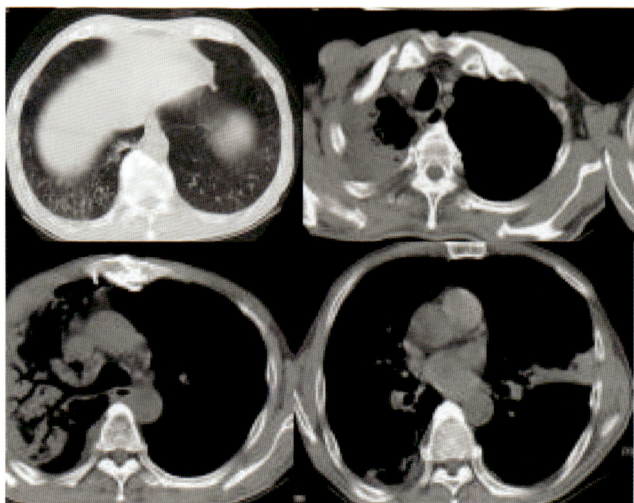

▲ 图 13-1（续） 胸部 CT

右肺双肺多发斑片影、右上肺实变影，较前增多，伴空洞形成

他唑巴坦、头孢哌酮 / 舒巴坦抗感染治疗，1 个月后患者临床症状较前明显好转，胸部 HRCT 示右上肺病变较前吸收，患者出院，并继续口服伏立康唑（200mg，每 12 小时 1 次）治疗 10 个月，复查胸部 HRCT 示右上肺阴影已基本吸收，遗留薄壁空洞影。

【难点分析】

本病历老年男性，5 个月前以咳嗽、咯血发病，2 个月前加重并伴发热，既往 2 型糖尿病病史，长期吸烟、酗酒，存在导致患者免疫功能下降因素；结核病相关检查结果均阴性，抗结核及抗细菌治疗过程中病情持续加重；胸部 HRCT 示右上肺实变影伴空洞形成，并短期内持续加重；支气管灌洗液NGS见曲霉菌；痰真菌培养有霉菌生长（丝状菌）；经有效抗曲霉菌治疗后，患者临床症状明显改善，肺部阴影大部分吸收。因此，该患者诊断侵袭性肺曲霉菌病。该病临床中应与继发性肺结核、肺部良性及恶性肿瘤、肉芽肿性血管炎和肺脓肿等疾病相鉴别。

【专家点评】

近年来真菌性肺部感染有增加的趋势，临床医生对此认识不足，常出现漏诊、误诊。因为真菌性肺部感染与肺结核在高危因素、临床症状及影像学表现方面有很多相似之处，真菌性肺炎常被误诊为肺结核。此外，真菌和结核分枝杆菌的培养阳性是诊断的主要标准，但真菌培养和结核分枝杆菌培养的阳性率都比较低，目前分子生物学的应用，为肺结核快速、准确的诊断提供了依据，如果患者影像上表现为大片渗出为主，且多次Xpert阴性，除外其他疾病，应考虑真菌性肺部感染的可能。

【病种介绍】

侵袭性肺曲霉菌病指曲霉菌直接侵犯（非寄生、过敏或毒素中毒）肺或支气管引起的急、慢性组织病理损害所导致的疾病。此类病例正逐年增加，其预后差，病死率高达 50%～100%。IPA 多发生在免疫功能严重受损、中性粒细胞长期缺乏和器官移植术后患者中。目前该病的分级诊断标准由危险因素、临床特征、微生物学检查和组织病理学 4 部分组成，其早期诊断较困难，易感人群患病后可迅速加重，并危及生命。因此，临床中应提高警觉性，尽可能采用诊断效率高的检查方法。对于该病，应系统化的将预防和治疗有机结合，治疗和预防的药物包括三唑类（伊曲康唑、伏立康唑、泊沙康唑、艾沙康唑）、两性霉素 B 及脂质体和棘白菌素类（米卡芬净或卡泊芬净）等药物。

【诊断流程】

以下为具体诊断流程。

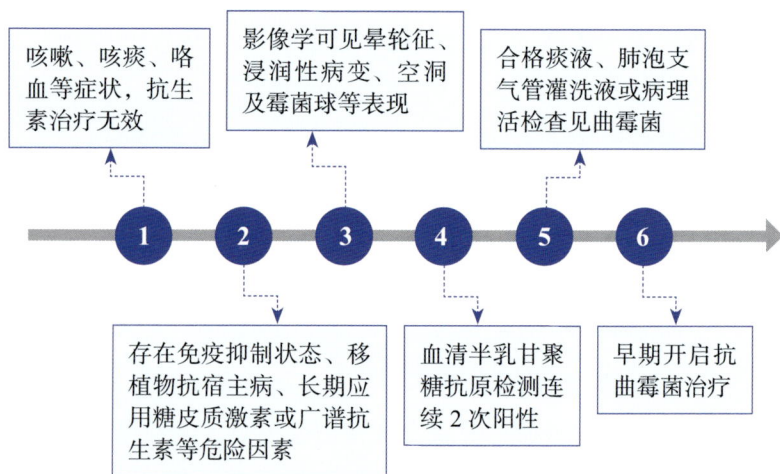

咳嗽、咳痰、咯血等症状，抗生素治疗无效

影像学可见晕轮征、浸润性病变、空洞及霉菌球等表现

合格痰液、肺泡支气管灌洗液或病理活检查见曲霉菌

1 2 3 4 5 6

存在免疫抑制状态、移植物抗宿主病、长期应用糖皮质激素或广谱抗生素等危险因素

血清半乳甘聚糖抗原检测连续 2 次阳性

早期开启抗曲霉菌治疗

参 考 文 献

[1] 中华医学会呼吸病学分会感染学组, 中华结核和呼吸杂志编
    辑委员会. 肺真菌诊断和治疗专家共识 [J]. 中华结核和呼吸
    杂志, 2007, 11:821–834.

[2] Abby P Douglas, Olivia C Smibert, Ashish Bajel, et al. The
    Australasian Antifungal Guidelines Steering Committee.
    Consensus guidelines for the diagnosis and management of
    invasive aspergillosis, 2021 [J]. *Internal Medicine Journal*, 2021,
    51: 143–176.

病例13 侵袭性肺曲霉菌病

病例 14
抗 IFN-γ 综合征合并全身播散性结核病

患者出现临床上难以解释的全身播散性感染，包括播散性结核病及合并其他机会性感染，如 HIV 抗体阴性，且无长期使用激素及肿瘤放化疗等导致免疫低下的情况，需警惕抗 IFN-γ 综合征。

【病例介绍】

1. 现病史 患者男性，48 岁，咳嗽、咳痰 3 个月，乏力、气促 3 天。

患者入院前 3 个月无明显诱因下出现阵发性咳嗽，咳少许白色黏液痰，无畏寒、发热、心悸、胸痛等症状，在当地医院诊断"腮腺结核、肺结核"，予 2HREZ/4HR 方案抗结核治疗，治疗 2 个月复查肺部病灶增多，咳嗽、咳痰症状无改善。入院前 3 天出现乏力、气促，活动后明显，患者于我院就诊，门诊拟诊"腮腺结核、肺结核"收住院。

既往 20 余年前曾有多次疟疾病史。半年前曾患"带状疱疹、中耳炎"。

查体：慢性病容，右颈部可触及一个约 10mm×25mm 淋巴结，活动度可，质中，无压痛，余浅表淋巴结未触及，右颌下可触及一个约 30×30 mm 肿物，表面皮肤破溃，可见肉芽形成，有少许渗液。两肺呼吸音稍粗，未闻及干湿啰音，心率 85 次 / 分，心律齐，各瓣膜听诊区未闻及杂音。

2. 化验检查 血常规：白细胞 15.8×10^9/L ↑、中性细胞比值 80.0% ↑、血红蛋白 142g/L，血小板 438×10^9/L。C 反应蛋白定量 63.20mg/L ↑。红细胞沉降率 93mm/h ↑。HIV 抗体（－）。CD3$^+$T 淋巴细胞 1369/μl，CD4$^+$T 淋巴细胞 694/μl，CD8$^+$T 淋巴细胞 619/μl。结核抗体弱阳性。结核分支杆菌相关 γ 干扰素释放实验不确定。肝肾功能正常。右腮腺脓肿 Xpert MTB/RIF 阳性。痰 Xpert MTB/RIF 阳性。痰 TB-DNA 阳性。

超声所见：右侧颈部见数个低回声团块，最大的 25mm × 8mm，边清，形态规则，内回声均匀，后方回声稍增强。超声提示：右颈部多发性实质肿块，考虑淋巴结肿大。

胸腔积液检查：Rivalta 试验阴性（－）、有核细胞计数 11114.00×10^6/L、单个核细胞 20.40%、多核细胞 79.60%。蛋白定量 53.30g/L、胸腹水葡萄糖 7.18mmol/L、胸腹水氯化物 103.60mmol/L，腺苷脱氨酶 10.01U/L，乳酸脱氢酶 137.00U/L。结核抗体弱阳性（±）。肿瘤指标正常。胸腔积液涂片未找到抗酸杆菌及恶性细胞。病理显示胸腔积液内漂浮物，镜下见纤维素组织中有一些间皮细胞、淋巴细胞及中性粒细胞浸润，片内未见结核及肿瘤依据。

胸部CT（图14-1）：①肺部感染，未除外结核或肿瘤可能，纵隔、右肺门区淋巴结增多、部分肿大；②两侧胸膜增厚，右侧胸腔少量积液；③两侧

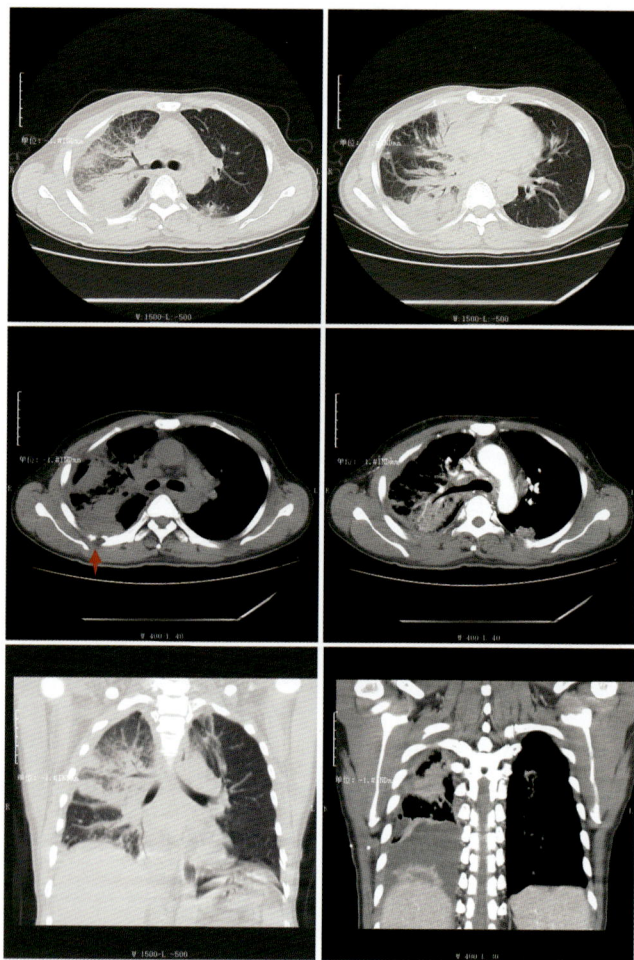

▲ 图 14-1　胸部增强 CT（红箭示骨质破坏）

肩胛骨、G_7、T_2、T_3右侧横突、胸骨、两侧多根肋骨异常改变，结核？转移瘤？

纤支镜检查（图 14-2）：于右上叶开口处可见一质软、表面光滑灰黑色肿物，大小约 10mm×7mm。镜下诊断：右上叶肿物查因。

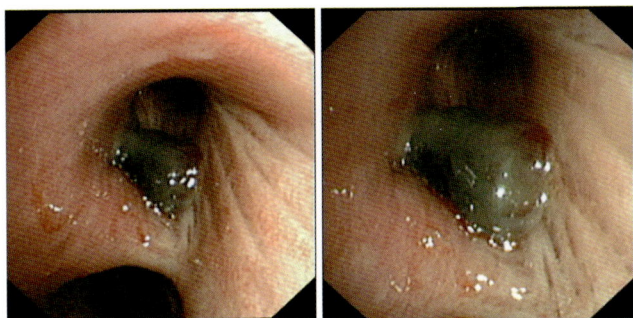

▲ 图 14-2　纤支镜检查

纤支镜活检病理结果（图 14-3）：（右上叶支气管口新生物）镜下见支气管黏膜上皮增生，局部有鳞状上皮化生，黏膜下可见肉芽组织增生伴有淋巴细胞及浆细胞浸润，形态符合慢性炎。抗酸（－）。

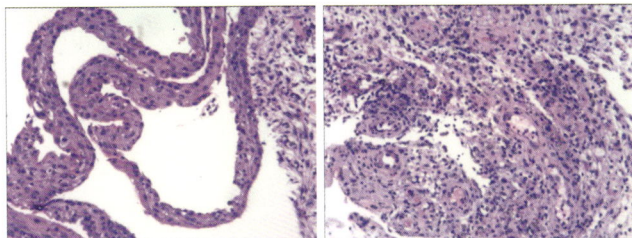

▲ 图 14-3　纤支镜活检病理结果

病例14　抗 IFN-γ 综合征合并全身播散性结核病

淋巴结病理（图 14-4）：（右颈部淋巴结）镜下为增生肉芽组织，伴有中性粒细胞浸润及灶状出血，形态符合肉芽组织改变。抗酸（－）、PAS（－）。

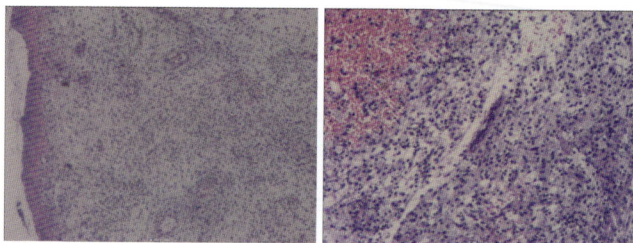

▲ 图 14-4　右颈部淋巴结病理结果

3. 诊疗经过　根据患者化验、影像及病理等检查结果，诊断为肺部感染、肺结核、腮腺结核、淋巴结结核、全身多发骨质破坏（结核可能性大）。患者 HIV 抗体阴性，CD4+ 水平正常，无长期使用激素、肿瘤化疗等导致免疫缺陷的基础。但患者结核为全身播散，且合并细菌感染，不能排除其他的免疫功能缺陷病，进一步行 γ 干扰素自身抗体检测为阳性，考虑成年起病免疫缺陷综合征（抗 IFN-γ 综合征）。患者合并感染重，既往标化四联抗结核效果不佳，予 HREZ+Lfx+Am 抗结核、抗感染及提高免疫力等治疗，经治疗后患者症状缓解，感染逐渐控制。2 周后复查肺部病灶吸收好转（图 14-5）。

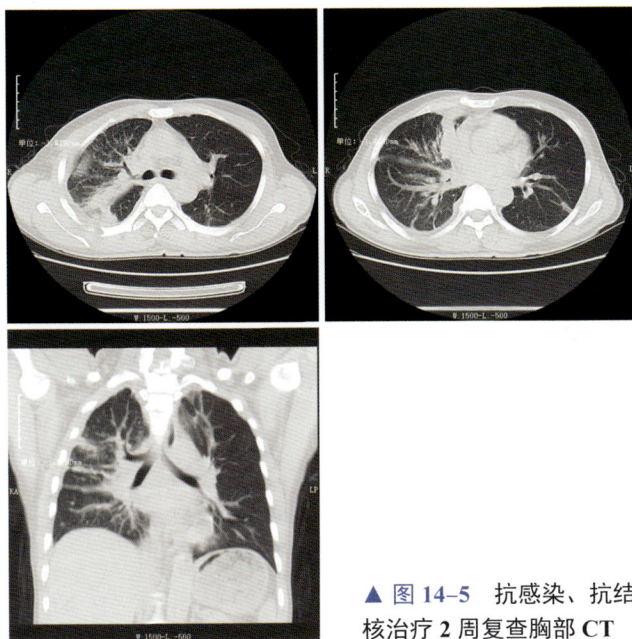

▲ 图 14-5　抗感染、抗结核治疗 2 周复查胸部 CT

【难点分析】

免疫缺陷病导致的感染，往往临床症状更为复杂，病情隐匿，容易漏诊误诊。对该类疾病，在治疗继发感染时也要针对原发免疫缺陷病进行及时诊断，并尽早进行干预或者治疗。

【专家点评】

由于对该病缺乏认识，临床医生可能仅诊断为感染性疾病而忽视了背后真正的病因，推测临床上存在一定漏诊和误诊，实际患病率可能高于文献报

病例14　抗 IFN-γ 综合征合并全身播散性结核病

道。对于临床上难以解释的播散性感染、先后或同时分离到多种病原学，包括结核、NTM 和（或）马尔尼菲篮状菌的混合感染，需要高度警惕患者是否存在抗 IFN-γ 自身抗体免疫缺陷综合征，进行抗 IFN-γ 自身抗体的筛查是必要的。

【病种介绍】

抗 IFN-γ 自身抗体相关的成人发病免疫缺陷综合征是一种新发现的免疫缺陷疾病。此类患者未感染 HIV，但却出现类似艾滋病的免疫力极度低下的症状，也有报道将其称为"类艾滋病"。患者后天产生的抗 IFN-γ 自身抗体，抑制了体内的 IFN-γ，影响 STAT 1 的磷酸化和 IL-12 的分泌，引起严重的 Th1 细胞免疫反应缺陷，损害巨噬细胞对胞内菌的杀伤能力，临床出现播散性感染。Tang 等 2010 年首次报道因获得性 IFN-γ 自身抗体导致的成人起病免疫缺陷综合征合并马尔尼菲篮状菌感染的患者。2012 年 *N Engl J Med* 报道一种新型免疫缺陷，患者体内高滴度 IFN-γ 自身抗体，Th1 应答严重受损，存在胞内病原体清除障碍，命名为成人起病型免疫缺陷或抗 γ 干扰素综合征，是原发性免疫缺陷的延续。

抗 IFN-γ 自身抗体检测对该病的诊断具有决定性意义，但目前临床上尚无抗 IFN-γ 自身抗体检测方案的专家共识和标准化操作流程。绝大多数医院的检验科或临床实验室也未开展该项目的检测，目前只有少数第三方检测机构开展该项目。关于该病活动期推荐的实验室指标为 C 反应蛋白（CRP）≥30mg/L、红细胞沉降率（ESR）≥42mm/h、白细胞计数≥11 000/mm³。

抗 IFN-γ 自身抗体免疫缺陷综合征目前尚无根治方案。此类患者通常需长期使用抗微生物药，甚至需要终身抑菌治疗。部分患者单独接受抗感染治疗往往效果不佳或感染容易复发，其他辅助治疗手段，包括使用糖皮质激素、静脉注射免疫球蛋白、血浆置换清除自身抗体等，但疗效甚微。根据发病机制治疗目标更应该着眼于降低或抑制抗 IFN-γ 自身抗体、恢复 STAT1 的磷酸化水平。文献报道有单独使用利妥昔单抗或联合甲泼尼龙治疗成功的个案，其机制是减少循环中的 B 淋巴细胞，从而减少浆细胞，降低抗 IFN-γ 自身抗体滴度及其中和作用，恢复 STAT1 的磷酸化水平，减轻机体炎症反应。

抗 IFN-γ 自身抗体相关成人发病免疫缺陷综合征可能是一种基因与环境共同作用、起病隐匿的疾病，易合并多种机会性感染。目前国内仅有少数病例报道，临床认识的提升和实验室诊断测试的可用性是非常重要的。对于 HIV 阴性、反复合并机会性病原菌感染、多器官受累患者，既往无明显免疫缺陷因素的健康人，发生严重的 NTM、TB 及其他机会性感染者，有必要排查 IFN-γ 自身抗体。

【诊断流程】

以下为具体诊断流程。

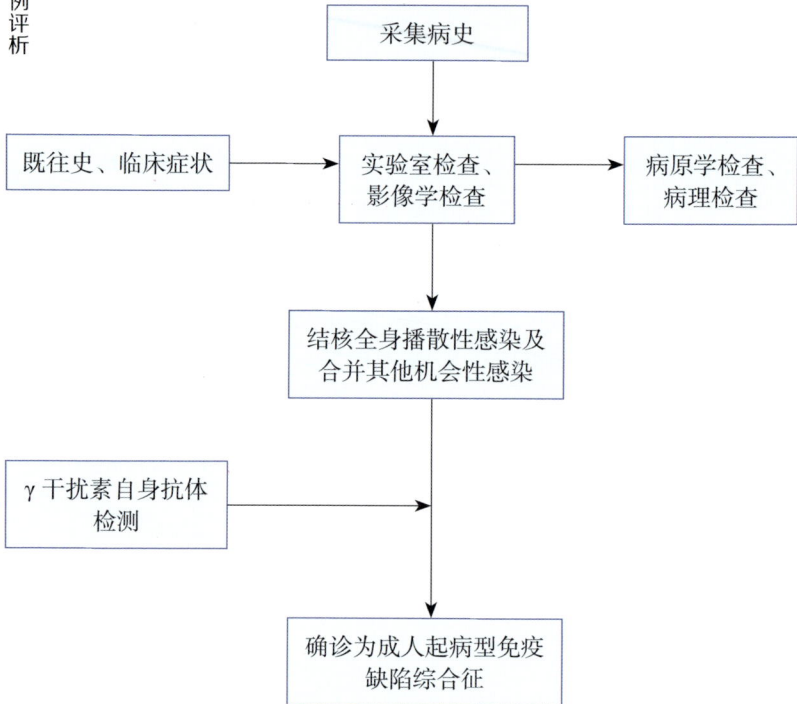

```
                    ┌──────────────┐
                    │    采集病史    │
                    └──────┬───────┘
                           ↓
┌──────────────┐    ┌──────────────┐    ┌──────────────┐
│ 既往史、临床症状 │ → │  实验室检查、   │ → │  病原学检查、  │
└──────────────┘    │  影像学检查    │    │  病理检查     │
                    └──────┬───────┘    └──────────────┘
                           ↓
                    ┌──────────────┐
                    │ 结核全身播散性感染及 │
                    │ 合并其他机会性感染 │
                    └──────┬───────┘
┌──────────────┐           ↓
│ γ干扰素自身抗体 │ ─────────→
│    检测       │           │
└──────────────┘           ↓
                    ┌──────────────┐
                    │ 确诊为成人起病型免疫 │
                    │ 缺陷综合征     │
                    └──────────────┘
```

参 考 文 献

[1] Dorman SE, Picard C, Lammas D et al. (2004) Clinical features of dominant and recessive interferon gamma receptor 1 deficiencies [J]. *Lancet (London, England)*, 364(9451):2113–21.

[2] Browne SK, Burbelo PD, Chetchotisakd P et al. (2012) Adult-onset immunodeficiency in Thailand and Taiwan [J]. *The New England journal of medicine*, 367(8):725–34.

[3] Chi CY, Chu CC, Liu JP et al. (2013) Anti-IFN-γ autoantibodies in adults with disseminated nontuberculous mycobacterial infections are associated with HLA-DRB1*16:02 and HLA-DQB1*05:02 and the reactivation of latent varicella–zoster virus infection [J]. *Blood*,121(8):1357–66.

[4] Januarie KC, Uhuo OV, Iwuoha E et al.（2022）Recent advances in the detection of interferon-gamma as a TB biomarker [J]. *Analytical and bioanalytical chemistry*, 414(2):907–21..

病例14 抗IFN-γ综合征合并全身播散性结核病

病例 15
胸壁沙门菌脓肿

胸壁沙门菌脓肿，病情重、进展快经内科及胸外科联合急诊救治，恢复良好。

【病例介绍】

1. 现病史 患者，男性，37 岁，间断左侧胸痛 3 周，发现左侧胸壁肿物 1 周。

患者 3 周前无诱因出现左侧胸部刺痛，无发热、咳嗽、胸闷等不适，未予重视。1 周前日患者发现左侧胸壁包块，有按压痛，局部无明显发红、发热，与当地医院予以抗感染输液对症治疗后肿块无变小，行胸部 CT 检查示左侧胸壁软组织影，于北京某医院就诊，考虑胸壁结核，当日遂来我院门诊就诊，B 超时左侧胸壁皮下气体样回声，后方伴实性包块可能，于门诊行胸壁肿物穿刺，抽出约 2ml 血液液体。下午患者出现发热，体温最高 39 ℃，伴恶心、呕吐，血常规示白细胞 $12.13 \times 10^9/L$，血清降钙素原

3.34ng/ml，尿常规示尿糖（++++）、尿酮（+），于发热门诊筛查新型冠状病毒核酸阴性，除外新型冠状病毒感染可能，为进一步诊治收入院。

既往史：高血压病史 6 年，最高 150/110mmHg，未规律治疗、监测；糖尿病史 3 年，未规律治疗、监测血糖，近 2 个月未用药。

查体：有左前胸壁胸骨旁可见约 12cm×6cm 肿物，质软，表面无明显红、热，有压痛。

2. 化验检查和诊疗经过　胸部 CT 示左侧胸壁肿胀，皮下脂肪层模糊，左侧胸壁、腋窝、胸骨及胸骨周围可见大片模糊影及游离气体，胸骨骨皮质不连续，局部与前纵隔胸膜分界不清；双侧胸腔积液（图 15-1）。

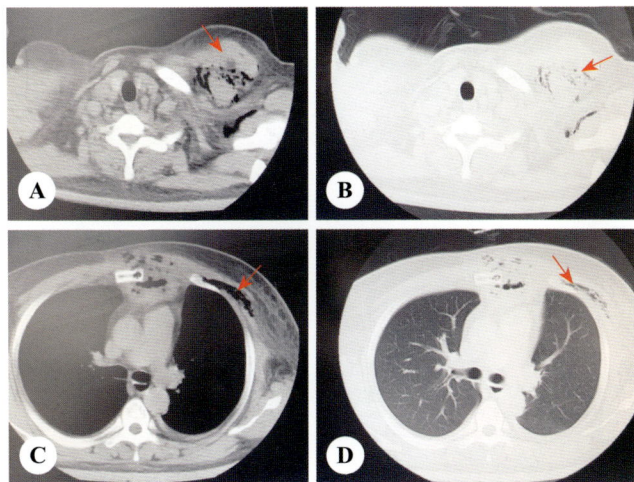

▲ 图 15-1　胸部 CT 纵隔窗（A 和 C）及肺窗（B 和 D）

入院后给予利奈唑胺联合依替米星抗感染治疗，同时予以胰岛素控制血糖、补液、补充电解质对症治疗。入院后 3 天，患者病情进展迅速，出现心功能不全、肝功能衰竭、肾功能衰竭，重症脓毒症症状，危及生命。调整抗生素为利奈唑胺、奥硝唑、美罗培南治疗，覆盖厌氧菌和革兰阳性及阴性杆菌。

经我院胸外科、麻醉科、ICU 及外院感染科联合会诊后，次日在全麻下行左胸壁病灶清除术（图 15-2），术中见皮下与肌肉各层及胸骨后感染坏死组织及脓液，坏死组织类似熟肉，感染组织有气体产生，感染主要累及肌筋膜，肌肉组织大部分保持良好，脓液大部分位于肌肉之间，打开各处脓腔将坏死组织及脓液彻底清除，过氧化氢与碘伏水反复冲洗，放置引流管后逐层缝合加压包扎。入 ICU 后予

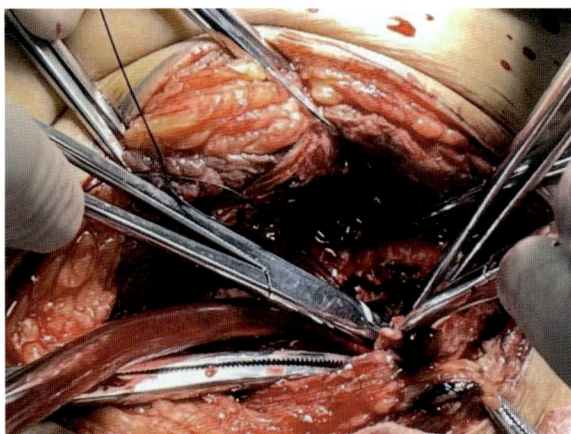

▲ 图 15-2　左胸壁病灶清除术

以气管插管、呼吸机辅助呼吸。

脓液送检 NGS 检测到肠沙门菌 49 083 条,覆盖度 74.18%。多次血培养及厌氧菌培养均阴性,mNGS 耐药基因提示对喹诺酮和氨基糖苷耐药,考虑到患者对青霉素过敏,调整为美罗培南联合左奥硝唑抗感染治疗,同时予以保肝、降血压对症治疗。后续在患者脓液及胸腔积液都检测到沙门菌属某些种,耐药结果显示和 mNGS 提示耐药一致,对喹诺酮和氨基糖苷抗生素耐药,对美罗培南、亚胺培南、头孢曲松、头孢吡肟敏感。

经积极抗感染治疗及控制血糖后患者症状、局部引流好转,院外继续抗感染治疗,后局部皮肤软组织感染逐渐愈合。

【难点分析】

胸壁脓肿常见病因为继发于开放性创伤、胸壁手术感染或者因邻近肺或胸膜的感染扩散而发生;也可能作为原发性感染发生,是细菌、真菌或分枝杆菌病原体从远处经血液传播的结果,无明显诱因的胸壁深部感染较少见。胸壁脓肿最常由结核分枝杆菌引起,原发非结核性胸壁脓肿主要由放线菌、金黄色葡萄球菌,其次是沙门菌和白色念珠菌引起,发生在没有潜在肺部或胸膜感染的情况下;其他较少见的病原体包括铜绿假单胞菌和大肠埃希菌。

【专家点评】

由肠炎沙门菌引起的胸壁脓肿（累及前纵隔、胸骨、胸腔）尤其导致脓毒症状是一种罕见的情况，如果不适当治疗，它可能是致命的。对于免疫缺陷患者，尤其糖尿病未治疗控糖不佳的情况，即使没有腹泻肠胃等症状，仍是一个不容忽视的诊断因素。

【病种介绍】

沙门菌属是革兰阴性、鞭毛状兼性厌氧杆菌，属于肠杆菌科。肠炎沙门菌，可引起人类及动物性传染性疾病、肠胃炎、肠热、局灶感染、甚至全身性感染。沙门菌引起的局部脓肿初期临床表现常不典型，但如治疗不及，发展迅速，可能出现更为严重的全身性感染、休克甚至危及生命。胸壁脓肿常见病因为继发于开放性创伤、胸壁手术感染或因邻近肺或胸膜的感染扩散而发生；也可能作为原发性感染发生，是细菌、真菌或分枝杆菌病原体从远处经血液传播的结果，无明显诱因的胸壁深部感染较少见。受污染的食物是非伤寒沙门菌的主要传播方式，摄入后，微生物在回肠和结肠定植，侵入肠上皮，并在上皮和淋巴滤泡内增殖，然后通过体循环扩散到肠系膜淋巴结和全身，约 0.1% 的非伤寒沙门菌感染者成为无症状慢性携带者，载体状态可能持续数周至数年。胸壁脓肿最常由结核分枝杆菌引起，原发非结核性胸壁脓肿主要由放线菌、金黄色葡萄球菌，其次是沙门菌和白色念珠菌引起，发生在没有潜在肺部或胸膜感染的情况下；其他较少见的病原体包括铜绿假单胞菌和大肠埃希菌。治疗化脓性皮肤和软组织感染最重要的是控制感染部位，根据IDSA指南，首先是伤口培养切开引流，然后进行经验性抗生素治疗，对于治疗不佳或达到严重感染时需要手术治疗。胸壁脓肿的手术选择包括切开引流、刮除术和清创术，外科手术的类型取决于放射学表现、临床表现、感染严重程度和术中发现。

【诊断流程】

以下为具体诊断流程。

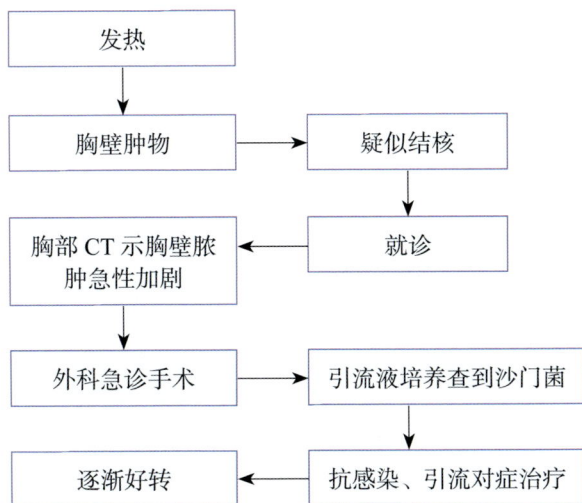

```
        ┌──────────┐
        │   发热    │
        └────┬─────┘
             ↓
   ┌──────────────┐      ┌──────────────┐
   │   胸壁肿物     │─────→│   疑似结核     │
   └──────┬───────┘      └──────────────┘
          ↓                      
┌──────────────────┐      ┌──────────────┐
│ 胸部 CT 示胸壁脓   │←─────│    就诊        │
│ 肿急性加剧         │      └──────────────┘
└────────┬─────────┘              
         ↓                        
┌──────────────────┐      ┌──────────────────┐
│   外科急诊手术      │─────→│ 引流液培养查到沙门菌 │
└────────┬─────────┘      └────────┬─────────┘
         ↓                          ↓
┌──────────────────┐      ┌──────────────────┐
│   逐渐好转          │←─────│ 抗感染、引流对症治疗  │
└──────────────────┘      └──────────────────┘
```

参考文献

[1] Elnour S, Hashim M, Ibrahim H. Disseminated Non Typhoidal Salmonella infection with Salmonella Pneumonia and Vertebral osteomyelitis in Sickle Cell Disease: A Case Report [J], *IDCases*, 2022, 27:e01390.

[2] Alaoui Z T, Arabi F, Ihbibane F, et al. The first description of liver abscesses due to Salmonella enterica subsp. enterica in an African HIV-infected young woman: case report and review of the literature [J]. *Rev Inst Med Trop São Paulo*, 2021;63:e72

[3] Mcleod N, Lastinger A, Bryan N, et al. Salmonella Neck Abscess in a Diabetic [J]. *IDCases*, 2019, 17:e00541.

[4] Dhayhi N S, Shamakhi A E, Hakami M H, et al. Rare Presentation of Infective Endocarditis Due To Salmonella entrica subspecies salamae (subgroup ll) In a Sickle Cell Anemia Girl [J]. *IDCases*, 2021, 25:e01184.

[5] Raffi F, Billaud E, Dutartre H, et al. Thoracic Salmonella typhimurium abscess in an AIDS patient [J]. *Eur J Clin Microbiol Infect Dis*, 1990, 9:53–54.

[6] Suganuma T, Abe Y, Ozeki Y, et al. A case of chest wall abscess due to Salmonella newport [J]. *Nihon Kyobu Shikkan Gakkai Zasshi*, 1993, 31: 76–78.

病例 16
血行播散性肺结核

【病例介绍】

1. 现病史　患者，男性，66 岁，反复发热 40 余天。

患者 40 余天出现反复发热，最高可达 40℃，热峰多于晚饭后出现，可于自服退热药后，约 30min 逐渐缓解，伴畏寒，伴心慌、憋气，伴流脓涕，于当地医院查胸部 CT 示右上肺后段少许炎症，双肺肺气肿；鼻部 CT 示鼻旁窦炎，伴双侧上颌窦积液；腹盆腔 CT 未见异常；血生化示 ALT 171U/L，AST 128U/L；该院诊断鼻窦炎、细菌性肺炎、肝功能不全，给予鼻窦冲洗，莫西沙星抗感染，谷胱甘肽保肝，洛索洛芬退热等治疗；患者病情无好转，进一步完善血常规、血气、凝血、心肌标志物、PCT、肿瘤标志物、体液免疫、血管炎抗体 4 项、

患者为老年男性，以反复发热 40 余天为主要表现；既往存在导致患者免疫功能下降因素；胸部 CT 示双肺弥漫性间质病变；病原学及组织病理学检查结果符合肺结核、肝结核表现；经有效抗结核治疗后，患者病情好转。

ANA17项、G试验、GM试验、肥达外斐反应、布鲁氏菌凝集试验、新型冠状病毒核酸检测、CMV-DNA、EBV-DNA、输血8项、骨髓穿刺相关检查均无明显异常。10天前查PET/CT示双肺弥漫性摄取增高，以后部为著，$SUV_{max}1.5$，心膈角见一摄取稍增高淋巴结，大小0.4cm，$SUV_{max}1.6$，肝脏放射性摄取弥漫增高，$SUV_{max}5.7$，考虑炎性反应增生可能，不除外血液系统增殖性病变可能（如血管内大B细胞淋巴瘤）。近1周患者憋气明显加重，否认头晕、头痛、皮疹、咳嗽、咳痰、恶心、呕吐、腹痛、腹泻、尿频、尿急、四肢关节痛等不适，现为求进一步诊治就诊于我科。

既往史：高血压14年，规律服苯磺酸氨氯地平50mg每日1次治疗；高脂血症14年，规律服阿托伐他汀20mg QN治疗；冠心病、冠状动脉支架术后5年，规律服阿司匹林0.1g每日1次，比索洛尔2.5mg每日1次治疗。

个人史：吸烟50余年，10支/日；饮白酒50余年，200ml/d。

查体示SPO_2 90%，双肺呼吸音粗，右下肺可闻及少量呼气相湿啰音，肝肋下3cm，余无异常。

2. 化验检查 动脉血气示pH 7.50，PCO_2 27mmHg，PO_2 51mmHg，Lac 2.6mmol/L，HCO_3^- 23.2mmol/L。

肺动脉血管造影示肺段以上血管未见明确栓塞，肺窗示双肺弥漫性间质性改变、网格样改变

（图 16-1）。考虑肺炎、急性呼吸窘迫综合征、Ⅰ 型呼吸衰竭，给予无创呼吸机辅助通气，克林霉素联合莫西沙星抗感染，每 12 小时 1 次静脉给予泼尼松龙 20mg 治疗。

完善血 T-SPOT 结果阳性，考虑血行播散性肺结核，行异烟肼、利福平、乙胺丁醇、吡嗪酰胺抗结核治疗，1 周后患者喘憋明显减轻，改用鼻导管吸氧，复查胸部 HRCT 示双肺间质病变及斑片影较前减少（图 16-2）。

行支气管镜检查 BALF 示结核分枝杆菌 DNA 阳性；肝脏穿刺活检病理示，肝组织内见少许肉芽肿病变，未见坏死；荧光法抗酸染色（+），萋尼抗酸染色（+），TB-DNA（-）；病变符合结核表现。继续行抗结核治疗，患者临床症状持续好转。

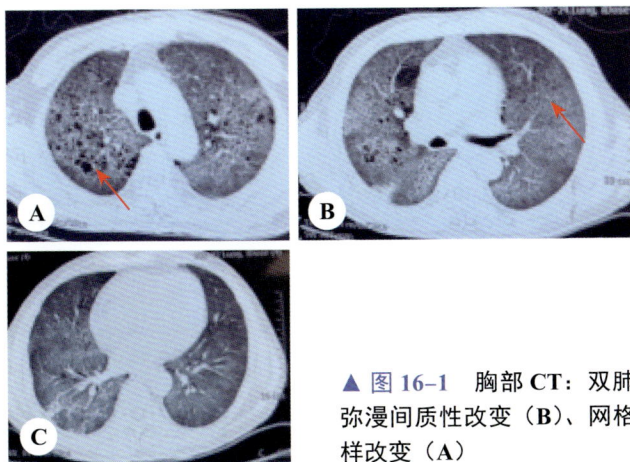

▲ 图 16-1 胸部 CT：双肺弥漫间质性改变（B）、网格样改变（A）

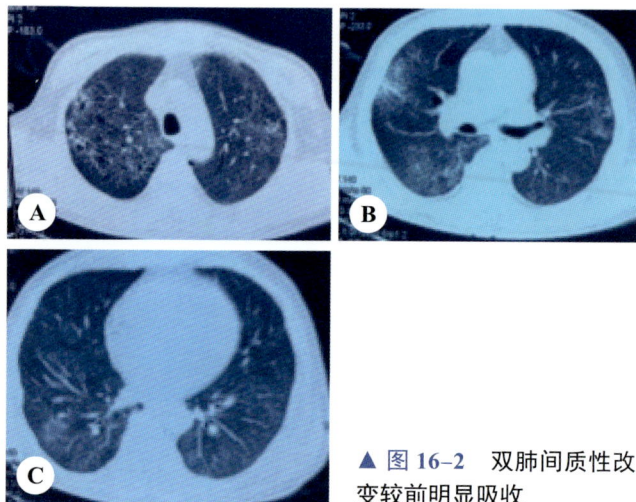

▲ 图 16-2　双肺间质性改
变较前明显吸收

　　复查胸部 CT 提示双肺间质性改变较前明显吸
收。2 周后减停激素，3 周后患者再次出现发热，考
虑利福平所致的抗结核药物不良反应，调整抗结
核方案为异烟肼、吡嗪酰胺、乙胺丁醇、阿米卡
星，患者病情好转出院，1 个月后复诊查血常规示
白细胞 2.33×10^9/L，调整抗结核方案为异烟肼、利
福喷丁、乙胺丁醇、左氧氟沙星抗结核治疗。9 个
月后复查胸部 CT 示双肺间质病变及斑片影已基本
吸收。

【难点分析】

　　本病历特点老年男性，以反复发热 40 余天就
诊；既往高血压、高血脂、冠心病、冠状动脉支架

置入术后病史；长期吸烟、酗酒；存在导致患者免疫功能下降因素；胸部 HRCT 示双肺弥漫性间质病变，经抗结核药物及糖皮质激素治疗后迅速好转；支气管镜检查 BALF 提示结核分枝杆菌 DNA 阳性；肝脏穿刺活检病理示：荧光法抗酸染色（＋），萋尼抗酸染色（＋）；未见坏死，TB-DNA（－）；病变符合肺结核表现；经有效抗结核治疗后，患者临床症状明显改善，肺部阴影大部分吸收。因此，该患者诊断急性血行播散性肺结核、肝结核。该病临床中应与结缔组织病相关间质性肺病、病毒性肺炎、肺孢子菌肺炎等疾病相鉴别。

【专家点评】

急性血行播散性肺结核的胸部 CT 表现多为大小、密度、分布均匀的粟粒结节影，但此患者反复发热，胸部 CT 无典型"三均匀"的粟粒结节影表现，直到出现 ARDS，胸部 CT 出现双肺广泛磨玻璃影，PET-CT 示双肺弥漫性摄取增高，肝脏放射性摄取弥漫性增高，经支气管镜及肝活检最终才确诊为肺结核、肝结核。

【病种介绍】

血行播散性结核病是指结核分枝杆菌侵入血流中通过血液循环广泛播散到肺部而引起的结核病。根据结核分枝杆菌侵入血流中的数量、次数、间隔时间和机体反应性的不同，而分为急性、亚急性及慢性 3 种。大量结核分枝杆菌短期内进入血液循环引起急性血行播散性肺结核；而少量结核分枝杆菌多次间断侵入血液循环则引起亚急性或慢性血行播散性肺结核。免疫功能低下者容易发生。急性血行播散性肺结核影像学常表现为典型的分布、大小及密度均匀的粟粒样结节影，少数也可仅表现为磨玻璃密度影，难以与急性呼吸窘迫综合征的肺间质水肿及弥漫性肺泡损伤等相鉴别。该病通过病原学检查阳性率不高，不少病例需要结合病史、临床表现、影像学表现等综合判断。急性血行播散性肺结核的抗结核化疗方案为 2HREZ/10HR，必要时可考虑延长强化期 1 个月。糖皮质激素治疗可抑制上皮样肉芽肿形成、发展，减少炎症反应，促进病灶吸收，减轻结核中毒症状；在急性期可考虑使用，疗程 4～8 周。

【诊断流程】

以下为具体诊断流程。

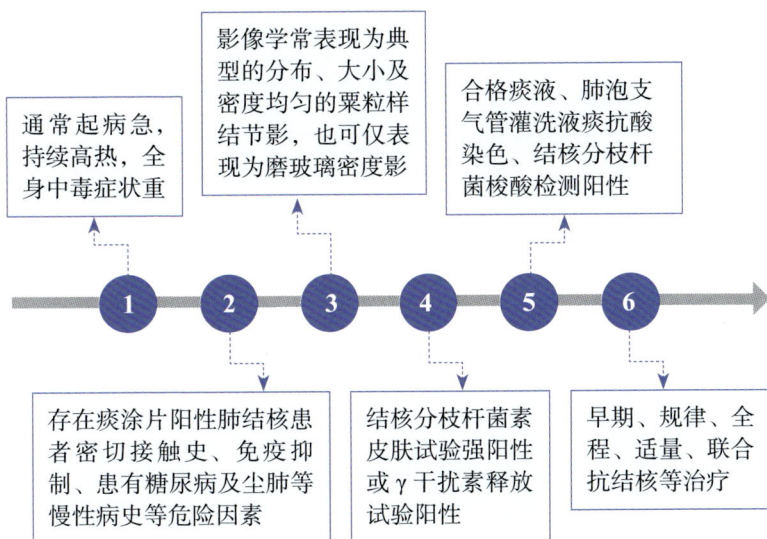

通常起病急，持续高热，全身中毒症状重

影像学常表现为典型的分布、大小及密度均匀的粟粒样结节影，也可仅表现为磨玻璃密度影

合格痰液、肺泡支气管灌洗液痰抗酸染色、结核分枝杆菌核酸检测阳性

① ② ③ ④ ⑤ ⑥

存在痰涂片阳性肺结核患者密切接触史、免疫抑制、患有糖尿病及尘肺等慢性病史等危险因素

结核分枝杆菌素皮肤试验强阳性或γ干扰素释放试验阳性

早期、规律、全程、适量、联合抗结核等治疗

参考文献

[1] 中华医学会放射学分会传染病放射学组，中国医师协会放射医师分会感染影像专业委员会，中国研究型医院学会感染与炎症放射专业委员会，等. 肺结核影像诊断标准 [J]. 新发传染病电子杂志，2021, 6(1):6.

[2] 中华医学会. 肺结核基层诊疗指南 (2018 年)[J]. 中华全科医师杂志，2019, 18(8): 709–717.

[3] 唐神结，高文. 临床结核病学 [M]. 2 版 . 北京：人民卫生出版社，2019.

[4] 唐神结，李亮. 临床医务人员结核病防治培训教材 [M]. 北京：人民卫生出版社，2019.

病例16 血行播散性肺结核

病例 17
肉芽肿性多血管炎

长期发热、感染性指标偏高，抗感染治疗无效，患者精神状态良好，肺部斑片、实变影，进展较快，同时有咯血、蛋白尿、听力下降、上颌窦囊肿，自身免疫性疾病抗体阳性，考虑血管炎。

【病例介绍】

1. 现病史 患者，男性，60 岁，间断发热 5 个月，咳嗽、咳痰 2 个月余。

患者于 5 个月前无明显诱因出现发热，体温最高达 38.7℃，发热以午后及夜间为主，自服"感冒药"体温可降至正常，病情反复发作。2 个月余前无诱因出现阵发性咳嗽，咳嗽较剧烈，咳较多量黄白黏痰，较易咳出，未治疗。1 个月余前偶有痰中带血，伴乏力，无胸闷、胸痛，于当地医院予抗炎对症治疗略有减轻（具体用药不详）。因检查发现上颌窦囊肿就诊于北京某医院，拟行手术治疗，常规胸部 CT（图 17-1）检查发现肺部阴影，考虑"肺结核"可能，为求进一步诊治收入院。患者自发病以来，精神、

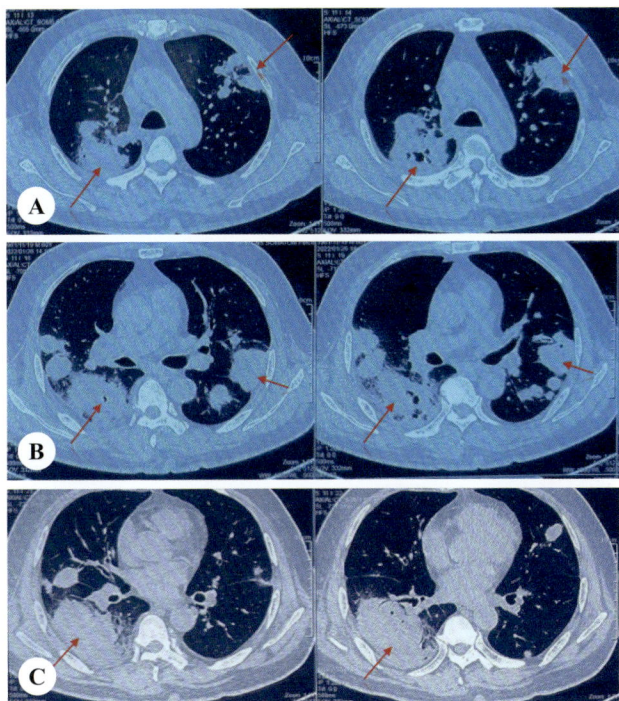

▲ 图 17–1　胸部 CT 示双侧可见多发团块斑片影，伴有溶解坏死空洞

睡眠可，食欲欠佳，二便可，体重较前下降约 6kg。

　　既往史：高血压病史 10 余年，最高 140/110mmHg，予替米沙坦降压治疗，血压控制较好。10 余年前曾患脑梗死，无后遗症，曾规律服用阿司匹林，近 1 个月未服用。吸烟史 30 年，平均 20 支 / 日，已戒 10 余年。

　　查体：无异常。

　　2. 化验检查　血常规：白细胞计数 13.67×10^9/L，

病例 17　肉芽肿性多血管炎

中性粒细胞百分比 80.4%，血红蛋白 106g/L，血生化：ALT 59U/L，AST 65U/L，Na^+ 127.9mmol/L，ALB 25.9g/L，CRP 169.7mg/L，红细胞沉降率 96mm/h，PPD 阴性，血 T-SPOT 阴性，类风湿因子阳性，血肿瘤标志物、自身免疫性疾病抗体、呼吸道病原体抗体、降钙素原、BNP、GM 试验均正常。

尿常规：GLU（++），PRO（+）。

痰抗酸染色涂片、痰 Xpert 均为阴性，痰涂片未见癌瘤细胞，痰普通细菌培养未见异常。

3. 诊治过程 给予比阿培南抗感染治疗，同时予保肝、营养支持对症治疗。

抗感染治疗 6 天后患者病情无好转，复查胸部 X 线片示肺部病变较前增多。考虑不除外特殊病原体或真菌感染可能，改为莫西沙星联合利奈唑胺抗感染治疗，同时予伏立康唑抗真菌治疗，行支气管镜检查示支气管黏膜充血、水肿、肥厚，刷片及灌洗液行相关细菌、真菌及肿瘤检查均为阴性。

行 CT 引导下肺部病变穿刺活检：病理示肺组织急慢性炎，可见坏死及纤维素样渗出，TB-DNA（－），PAS 染色（－）。复查血常规提示白细胞及中性粒细胞比值较前上升，红细胞沉降率、CRP 升高，改为替加环素抗感染治疗，患者出现腹胀，腹腔 B 超提示少量腹腔积液，复查胸部 CT 示肺部病变持续进展。

灌洗液宏基因检测：副流感嗜血杆菌 4746 序

列，复查免疫指标：抗中性粒细胞胞浆抗体 PR3 阳性，考虑血管炎可能，查风湿三项 + 免疫球蛋白：补体 C_3 57.2mg/dl，补体 C_4 12.4mg/dl，类风湿因子 704U/ml；抗核抗体谱 + 血管炎抗体谱 + 类风湿抗体谱：ANA 阴性，PR3 82U/L，cANCA 1∶10，淋巴细胞亚群正常，自免肝抗体谱阴性。病理切片会诊：右肺下叶团块穿刺，送检穿刺组织，支气管黏膜慢性炎，大部分肺泡结构消失，可见大量急慢性炎细胞浸润，局灶可见坏死；周围见少量肺泡结构存在，肺泡腔内可见组织细胞聚集及少量含铁血黄素沉积，纤维组织增生，间质内急慢性炎细胞浸润，未见明确肿瘤及肉芽肿。风湿科会诊：患者中老年男性，有发热，咳嗽、咳痰，痰中有血丝，活动后气短，耳鼻受累，肾脏无明显受累，cANCA 1∶10，PR3 高滴度，炎症指标升高，考虑肉芽肿性多血管炎（granulomatosis with polyangiitis，GPA）可能大。耳鼻咽喉会诊：行纯音测听示双耳感音神经性聋，建议继续改善微循环功能治疗。

诊断：①肉芽肿性多血管炎（肺、耳、鼻、鼻窦受累）；②中耳乳突炎；③感音神经性聋；④鼻窦炎（双侧上颌窦、右侧蝶窦炎）；⑤上颌窦囊肿；⑥右侧后磨牙区占位性病变（囊肿可能性大）；⑦肝功能异常；⑧低蛋白血症；⑨轻度贫血；⑩高血压；⑪2 型糖尿病；⑫高脂血症。

予甲泼尼龙 80mg 每日 1 次连用 5 天，甲泼尼龙 40mg 每日 1 次连用 2 天，醋酸泼尼松 50mg 每日 1 次，头孢曲松 2g 每日 1 次 + 奥硝唑 0.5g 每 12 小时 1 次抗感染治疗，经治疗后患者病情好转出院。

【难点分析】

本病例为老年男性，慢性病程，临床主要表现为发热、咳嗽、咳痰、痰中带血，既往有高血压、脑梗死、听力下降，上颌窦囊肿；查体：双肺湿啰音不明显；化验提示白细胞、ESR、CRP 升高，炎性指标偏高，胸部 CT 示双肺多发团块、结节影，密度不均，内可见多发低密度区；肺穿刺活检：肺组织急慢性炎，可见坏死；应用多种抗生素治疗，肺部病变持续进展，ANCA-PR3 阳性。治疗过程中炎性指标偏高，需与重症感染相鉴别。

【专家点评】

患者老年男性，以发热及呼吸道症状起病，病程中有感染性指标偏高，胸部 CT 示双肺炎性改变，易考虑感染性疾病，但抗感染治疗后病情加重，易考虑感染性疾病，且经细菌学及免疫学检查排除肺结核诊断，亦无其他呼吸道感染阳性证据。对于长期发热、CRP 和 ESR 明显升高，同时有咯血或血尿、肾脏受累，症状和影像分离，抗感染治疗无效的患者，需考虑血管炎可能。该患者有听力下降、痰中带血、上颌窦囊肿，虽无肾损害，后查自身免疫性疾病抗体阳性，结合病史、症状及相关检查，诊断为肉芽肿性多血管炎。

【诊断流程】

以下为具体诊断流程。

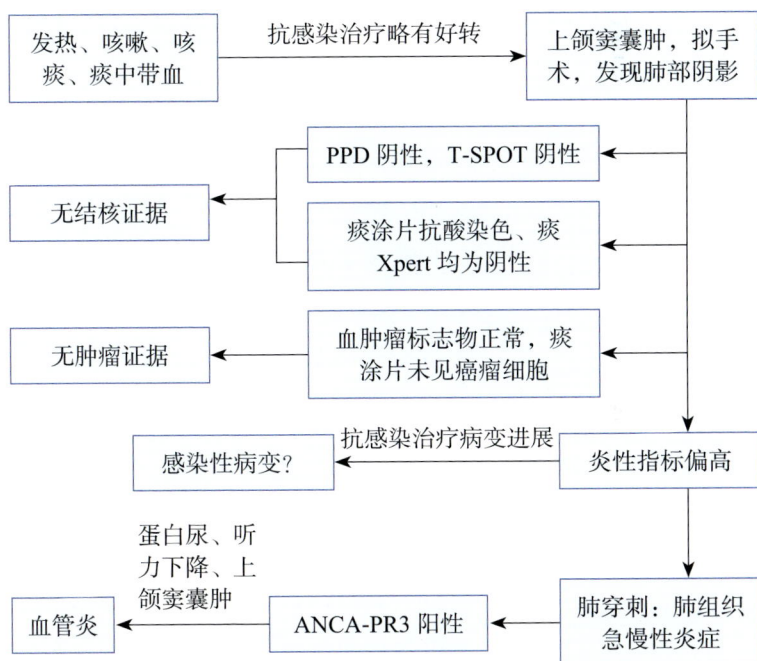

```
┌──────────────┐   抗感染治疗略有好转   ┌──────────────┐
│ 发热、咳嗽、咳 │ ──────────────────→ │ 上颌窦囊肿，拟手 │
│ 痰、痰中带血   │                     │ 术，发现肺部阴影 │
└──────────────┘                     └──────────────┘
                                             │
                    ┌──────────────────┐     │
                    │ PPD 阴性，T-SPOT 阴性 │ ←──┤
┌──────────┐        └──────────────────┘     │
│ 无结核证据 │ ←──                             │
└──────────┘        ┌──────────────────┐     │
                    │ 痰涂片抗酸染色、痰   │ ←──┤
                    │ Xpert 均为阴性      │     │
                    └──────────────────┘     │
┌──────────┐        ┌──────────────────┐     │
│ 无肿瘤证据 │ ←──  │ 血肿瘤标志物正常，痰 │ ←──┘
└──────────┘        │ 涂片未见癌瘤细胞    │
                    └──────────────────┘

┌────────────┐  抗感染治疗病变进展  ┌──────────┐
│ 感染性病变？ │ ←─────────────── │ 炎性指标偏高 │
└────────────┘                   └──────────┘
                                       │
蛋白尿、听                              │
力下降、上                              │
颌窦囊肿                                ▼
┌──────┐     ┌──────────────┐     ┌──────────┐
│ 血管炎 │ ←── │ ANCA-PR3 阳性 │ ←── │ 肺穿刺：肺组织 │
└──────┘     └──────────────┘     │ 急慢性炎症  │
                                   └──────────┘
```

参考文献

[1] 中国医师协会风湿免疫科医师分会自身免疫抗体检测专业委员会 . 抗中性粒细胞胞浆抗体检测的临床应用专家共识 [J]. 中华检验医学杂志 , 2018, 41(9):644–650.

病例 18
重症肺结核合并艾滋病

该病例之精华有两处：一是对于初诊青壮年重症肺结核患者，要想到免疫缺陷的可能，及时进行相关疾病，如艾滋病等筛查；二是该病例除重症肺结核外，还并发了消化道出血、心搏骤停的急危重症，需具备深厚的急危重症诊治能力，方可挽救患者生命。

【病例介绍】

1. 现病史 患者，女性，38岁，发热 1 天。

患者于入院前 1 天拟乘机从北京返回新疆（COVID-19 大流行期间），于机场测体温 38.5℃，未能乘机。后由 120 送诊某医院进行 COVID-19 肺炎筛查，胸部 CT 提示右肺多发斑片、结节影，双肺满布粟粒样结节影，大小、分布、密度均匀，伴有右侧胸腔积液（图 18-1）。诊断考虑肺结核，遂由救护车转入我院急诊。患者病情危重，但无人陪同、无诊治费用，且联系不上家属，请示院总值班后予以急诊留观。

个人史：其丈夫 4 年前死于肺结核，育 1 子，平素一人在京，与家人联系少，职业不详。

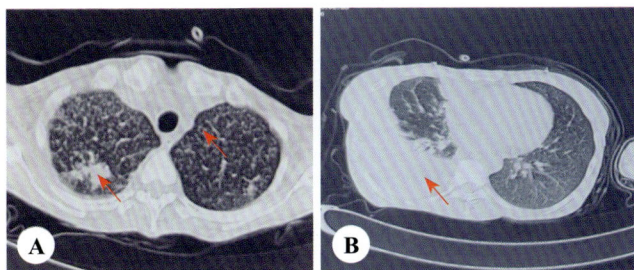

▲ 图 18–1 胸部 CT 示双肺多发粟粒样结节影，大小、分布、密度均匀，右上肺斑片影 (A)，右侧胸腔积液 (B)

查体：神志清楚，精神弱，懒言，间断有躁动、谵语；消瘦，营养不良状态，呼吸急促，右下肺呼吸音减弱，双肺未闻及明显干湿啰音及哮鸣音，余未见异常。

2. 化验检查 血气分析未见明显异常，动脉血 LAC 3.0mmol/L，血常规：白细胞计数 6.4×10^9/L，中性粒细胞百分比 90.7%，淋巴细胞百分比 5.3%，血红蛋白 81g/L，血小板 127×10^9/L，其余未见明显异常；血生化：ALT 51U/L，AST 132U/L，ALB 17.1g/L，K^+ 2.86mmol/L，Na^+ 123.1mmol/L，肝肾功能电解质等其余指标未见明显异常。

3. 诊疗经过 结合患者当地外院胸部 CT 表现，临床诊断血行播散性肺结核明确，同时考虑合并继发性肺结核、结核性胸膜炎可能性大，就诊时已处于感染性休克状态。因无法获得患者既往病史，推测其病程延误许久，已导致机体严重消耗，白蛋白水平极低。治疗上予以左氧氟沙星抗感染，同时加强补液，补充电解质及多巴胺提升血压，后续逐步加用美罗培南、异烟肼、乙胺丁醇联合抗结核，兼顾抗感染，并加用甲泼尼龙 40mg/d 改善病情，同时给予静脉补充白蛋白 20g/d。

完善相关检查：痰抗酸染色阳性，痰 Xpert：TB-DNA 含量中，无 *ropB* 基因突变。胸腔积液常规：白细胞计数 $0.594 \times 10^3/\mu l$，单核细胞百分比 50.8%，Rivalta 试验阳性；胸腔积液生化：TP 43.0g/L，ADA 80.1U/L，LDH 1137.0U/L。脑脊液常规：白细胞计数 $0.007 \times 10^3/\mu l$，单核细胞百分比 57.1%，墨汁染色阴性；脑脊液生化：糖 2.4mmol/L，ADA 1.4U/L，氯化物 114.2mmol/L，蛋白 43.9mg/dl。诊断考虑肺结核、结核性胸膜炎明确，是否存在结核性脑膜炎需进一步完善影像学等检查进一步明确。

4 日后患者血压持续下降，新发室上性心动过速，予以胺碘酮抗心律失常，心室率可下降至最低 140 次/分左右，但血压无明显回升。晚间患者出现低血压，指氧饱和度持续下降，呼吸、循环难以维持，过程中患者发生心搏骤停，予以心肺复苏及肾上腺素 1mg 静脉注射后恢复自主心律，予以行气管插管接呼吸机辅助呼吸。药物治疗上加用利奈唑胺联合抗结核、加强抗感染，换用去甲肾上腺素维持血压，加强补液支持，并持续镇静。留置胃管时，有咖啡样胃内容物引出，查胃内容物及便隐血试验阳性，诊断考虑上消化道出血，予以禁食禁水、抑酸、止血、静脉营养支持等治疗。经上述治疗后，患者病情逐步好转，血压恢复正常水平，血红蛋白水平稳定，发热停止，神志恢复正常。插管4日后脱机拔管，逐步恢复经口进食。诊治期间，通过警方联系到患者家属来京。拔管4日后，患者离院返回当地医院继续治疗。

诊治期间，患者艾滋病抗体检测初筛阳性，送通州区疾控进行确证试验，后确证试验回报阳性，艾滋病诊断明确。

【难点分析】

该患者来诊时为"三无"人员，因病史不明确及后续诊治费用难以落实，对于疾病的诊治产生了重大影响，此为急诊科经常遇到的困难局面，需要在无费用、无家属患者的救治与社会影响和科室收益之间做出平衡。

该患者来诊时即已处于感染性休克状态，无论是因为重症结核本身引起，还是因为继发感染引起，都对诊治工作带来了极大的困难。且在诊治过程发生室上性心动过速、心搏骤停等恶性心律失常，好在患者身处救治急危重症患者经验最为丰富的急诊科，才能得以存活，器官功能所受影响最小。

该患者38岁，应是人一生中身体状态很好的阶段，但该患者初诊时即是重症状态，血行播散性肺结核、感染性休克都提示患者可能存在严重的免疫功能不全。结合患者一人长期在京，与家人不联系，无固定同事、朋友及查体时发现的浓妆艳抹等特征，我们怀疑患者是否患者有艾滋病。因此在患者没有任何治疗费用来源的情况下，我们给予患者留取血标本送检艾滋病抗体检测，最终的阳性检测结果也印证了医生的判断，对于后续艾滋病及结核病的治疗提供了最为重要的依据。

该患者在离院返回当地时，还未进行针对艾滋病的治疗，需要选择合适的时机启动艾滋病的治疗，谨防免疫重建炎性综合征的发生。

【专家点评】

临床点评：该患者在诊断和治疗方面均体现了我院急诊科在面对重症肺结核患者时的丰富临床经验和临床水平。在诊断方面，按照影像学特点，诊断血行播散性肺结核难度不大，但通过影像学特点、患者的生活状态、疾病进展的特点，尤其还是在患者没有诊治费用的情况下，能够早期、及时地进行艾滋病筛查，避免了漏诊及对于结核病后续治疗的影响，值得学习。治疗方面，患者在重症肺结核的基础上并发感染性休克、重度营养不良、心搏骤停的严重威胁生命健康的疾病，都在急诊科获得及时、有效的救治，获得了良好的治疗效果，此种情况在结核病专科医院并不常见，也提示在结核病专科医院加强急危重症救治能力的学习的重要性。

在 HIV/MTB 双重感染者中，HIV 与 MTB 之间存在复杂的相互作用，两者相互促进各自疾病进展，HIV/MTB 合并感染者往往表现出更高的 HIV 载量、更大的病毒储存库、更为明显的异常免疫激活，以及更多见的播散性结核病。对于临床表现和相关检查尤其是影像学检查结果高度怀疑结核病的 HIV 感染 /AIDS 患者，可在采集相关标本进一步送检后尽快开始抗结核治疗。初始治疗方案中应该包含异烟肼、利福平（或利福布汀）、乙胺丁醇和吡嗪酰胺 4 种药物，可采用固定剂量的复合制剂（fixed-dose combination，FDC）来进行治疗。

【病种介绍】

HIV/ MTB 双重感染目前已经成为影响公众健康的重要公共卫生问题。HIV 感染是结核病发病的独立危险因素，是结核潜伏感染进展为结核病的重要促进因素。同时，结核分枝杆菌是 HIV 感染者最常见的机会感染之一，也是 HIV 感染者疾病进展的重要影响因素，更是艾滋病患者（包括已接受抗病毒治疗的患者）死亡的重要原因。WHO 相关数据显示，2015 年 35% 的艾滋病相关死亡是由于结核病所致。MTB/HIV 合并感染率在非洲、亚洲、欧洲、拉丁美洲和美国分别为 31.25%、17.21%、20.11%、

25.06% 和 14.84%。而在中国大陆 HIV 感染者和艾滋病患者中结核病的患病率分别为 7.2% 和 22.8%。

人体针对结核分枝杆菌的免疫反应主要有细胞免疫介导，而 HIV 特异性破坏人体免疫系统，使 CD4$^+$ T 淋巴细胞数进行性降低、细胞功能降低，免疫细胞对结核分枝杆菌抗原应答能力严重受限。因此，HIV 感染就成为导致结核病内源性复燃或外源性再感染的最大危险因素。

HIV/MTB 双重感染中前者的诊断较 HIV 单纯感染没有特殊性，HIV 抗体或病毒的核酸检测均可明确诊断。但双重感染中的结核病诊断有其自身特点，主要表现为影像学特点不明显、血行播散性结核病多、肺外结核增多、免疫学检查结果阴性率增加等。针对 HIV 感染者的结核病筛查建议应用 IGRA 检查代替 PPD 试验。结核分枝杆菌病原学检测对于 HIV/MTB 双重感染的诊断具有重要意义，WHO 推荐 Xpert MTB/RIF 用作 HIV 感染者结核病分子诊断的重要检测技术。HIV 感染者结核病病理学改变与其免疫状态有关，随着免疫抑制程度的加重，典型结核性肉芽肿可表现为形成不良甚至完全缺乏。HIV/MTB 患者常累及淋巴结，淋巴结活检病理学检查及抗酸染色、结核分枝杆菌培养及核酸检测常有助于诊断。目前已逐步推广应用的 mNGS 检测应用于结核病的诊断也具有很高的阳性率。

HIV/MTB 双重感染的治疗涉及抗 HIV 病毒治疗和抗结核治疗，远比单纯结核病患者的治疗复杂，主要表现为抗病毒药物与抗结核药物存在着相互作用；两种疾病同时治疗会降低依从性、增加药物的不良反应。需要重点关注的是部分患者随着抗 HIV 的治疗，免疫功能逐步恢复，机体免疫功能增强，此时可能会引起结核病病情加重，严重者甚至会引起死亡，这种情况称之为免疫重建炎性综合征（IRIS）。因此，在治疗艾滋病合并结核病时，原则上应首先启动抗结核治疗，待患者显示较好的临床治疗效果并完成强化期治疗后，再开始抗病毒治疗并继续巩固期的抗结核治疗。对于肺结核病患者，可在抗结核药物治疗 2 周内开始进行抗病毒治疗；对于重症结核病尤其是中枢神经系统结核患者，应在抗结核药物治疗后 4～8 周才可开始进行抗病毒治疗。HIV/MTB 双重感染患者的抗结核方案选择及疗程与单纯结核病类似，但需要注意抗结核药物与抗逆转录病毒药物之间的相互作用，尤其是利福平，应尽量避免使用。

【诊断流程】

以下为具体诊断流程。

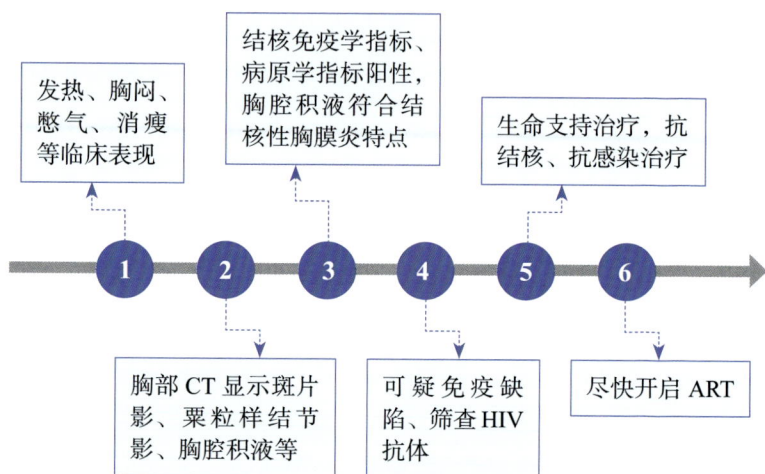

1 发热、胸闷、憋气、消瘦等临床表现

2 结核免疫学指标、病原学指标阳性，胸腔积液符合结核性胸膜炎特点

3 胸部 CT 显示斑片影、粟粒样结节影、胸腔积液等

4 可疑免疫缺陷、筛查 HIV 抗体

5 生命支持治疗，抗结核、抗感染治疗

6 尽快开启 ART

参考文献

[1] 中国性病艾滋病防治协会 HIV 合并结核病专业委员会 . 人类免疫缺陷病毒感染、艾滋病合并结核分枝杆菌感染诊治专家共识 [J]. 新发传染病电子杂志 , 2022,7(1):73-86.

[2] 唐神结 , 高文 . 临床结核病学 [M]. 2 版 . 北京 : 人民卫生出版社 , 2019.

[3] 唐神结 , 李亮 . 临床医务人员结核病防治培训教材 [M]. 北京 : 人民卫生出版社 , 2019.

病例 19
IgG$_4$ 相关性疾病

【病例介绍】

1.现病史 患者，男性，40岁，间断发热、腹痛、胸闷、气促半年，左侧胸痛2个月。

患者半年前无明显诱因出现进食后反复左上腹疼痛，伴有发热、体温最高37.6℃，以下午或晚上为主，就诊于北京宣武医院急诊科，做腹部CT示结肠脾曲肠壁病变结核肠癌可能伴淋巴结、腹壁转移？"，血常规示"白细胞计数10.29×10^9/L，中性粒细胞81.5%，血小板416×10^9/L"，生化示"白蛋白29.84g/L，球蛋白42.84g/L"，考虑为"结肠癌？肠梗阻"，给予做腹腔镜降结肠癌根治术＋腹腔镜探查术，结肠组织病理示纤维组织增生、多量浆细胞和淋巴细胞浸润，考虑"结肠炎性病变"，给予禁食、抗

患者青年男性，临床表现为结肠、肺、胸膜组织等多器官受累，血浆IgG$_4$水平升高，而且肺、结肠组织病理表现均为IgG$_4$阳性大量浆细胞及淋巴细胞浸润，早期给予激素治疗后肺组织病变较前明显好转。

感染、补液对症治疗半个月，患者无发热、腹部无疼痛，病情好转出院。5个月前患者再次出现发热、体温最高 38.2℃，并伴有胸闷、气促症状，做胸部 CT 示"双侧胸腔积液左侧为主"，给予做左侧胸腔穿刺术，胸腔积液常规"白细胞 9914×10^6/L 中性粒细胞 79%"，生化示"蛋白 48g/L，LDH 144U/L"，胸腔积液细菌培养出人葡萄球菌，考虑为"肺炎旁胸腔积液"，给予抗感染、输白蛋白治疗 40 天，患者无发热、胸闷、气促症状消失，病情好转出院。2个月前患者再次出现发热，伴有乏力、左侧胸痛，就诊于北京宣武医院急诊科，做胸部 CT 示"左肺上叶舌段和下叶可见新发斑片影、结节影"，考虑为"肺炎？转移瘤？"，给予头孢类抗生素（具体药物及剂量不详）治疗 10 天，复查胸部 CT 示肺部病变较前未见明显好转。为进一步诊治，于今日上午收住我科。患者发病以来，精神、食欲一般，大小便正常，体重未见明显改变。

既往史：1 年前发现高血压，血压最高 170/120mmHg，口服氨氯地平 5mg/d，血压控制良好。

查体：营养中等，双侧颈部可触及蚕豆大小、质地中等、可活动的肿大淋巴结，双下肺呼吸音低下，未闻及干湿性啰音，余无异常。

2. 化验检查 血常规：白细胞计数 11.19×10^9/L↑，中性粒细胞百分比 75.8%↑；血红蛋白 90g/L↓；红细胞沉降率 98mm/h↑；肝肾功能：碱性磷酸酶 168U/L↑，γ- 谷氨酰转肽酶 126.5U/L↑，球蛋白 50.3g/L↑，白蛋白 30.2g/L↓，白球比 0.6↓，C 反应蛋白 84.82mg/L↑；自身免疫性疾病 + 呼吸道病原体抗体：抗链"O"试验阳性（+）；T 细胞亚群：总淋巴细胞百分比 14.6%↓，NK 细胞 4.6%↓；结核感染 T 细胞检测：0 SFCs/2.5×10^5；胸腔积液常规：白细胞计数 9914×10^6/L，多核细胞百分比 79%；胸腔积液生化：蛋白 48g/L，LDH 144U/L。

胸腔积液细胞学检查：多量中性粒细胞、增生的间皮细胞；胸腔积液培养：人葡萄球菌。

尿淀粉酶 546U/L。尿常规：隐血（±）；PCT、凝血一套、肿瘤标志物、甲状腺功能、糖化血红蛋白、G 试验、GM 试验、肝炎六项、便常规：大致正常；肌红蛋白 + 肌钙蛋白 +BNP：BNP 454ng/L↑；外周 T 细胞亚群：基本正常。

胸部 CT：双侧胸腔积液（左侧为主）及心包积液（图 19-1）。感染治疗 3 个月后复查胸部 CT：右侧胸腔积液增多，右下肺出现新发胸膜下病变，纵隔内多发淋巴结肿大（图 19-2）。

腹部 CT：结肠脾曲肠壁增厚，肠腔（长腔）变窄，周围脂肪间隙模糊，见多发条索影及小淋巴结影，邻近腹壁可见软组织密度影 2.3cm×2.6cm，横结肠及其扩张。静脉注射造影剂后。结肠脾曲增厚的肠壁明显强化，其邻近腹壁不规则软组织影中度强化，肝、胆、胰、脾及双侧肾脏、膀胱、前列腺、

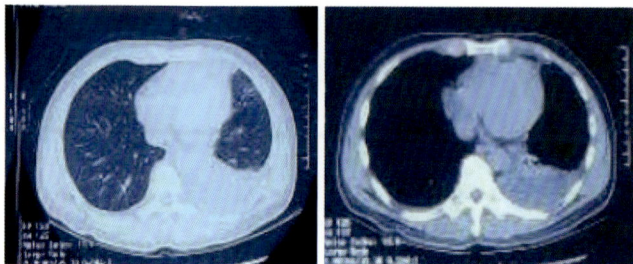

▲ 图 19-1   胸部 CT 检查

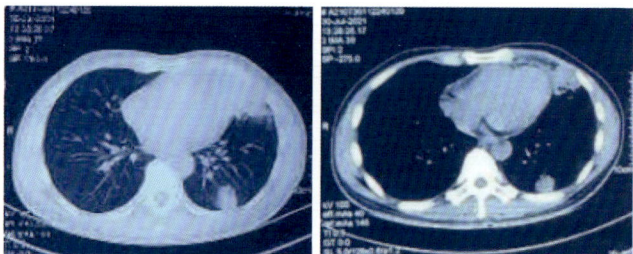

▲ 图 19-2   感染治疗 3 个月后复查，胸部 CT 示右侧胸腔积液增多，右下肺出现新发胸膜下病变，纵隔内多发淋巴结肿大

精囊未见明显的异常强化。

结肠病理结果：（脾区腹壁肿物）纤维组织增生，间质内可见多量的浆细胞、淋巴细胞浸润，伴有新鲜的出血及少许中性粒细胞渗出，（网膜结节）纤维脂肪组织，其内可见多量淋巴细胞、浆细胞浸润，（降结肠肠管及部分腹壁）结肠黏膜间质水肿慢性炎，肠壁肌层未见病变，黏膜内灶状噬色素细胞聚集，浆膜下明显增厚伴有纤维组织增生，间质内多量浆细胞、淋巴细胞浸润、局部可见新鲜出血及

灶状纤维素渗出，可见少量中性粒细胞浸润、间质内小血管增生。结合免疫组化结构考虑为炎症性病变。免疫组化显示 IgG$_4$ 区局灶区阳性细胞数＞20 个/HPF，不除外 IgG$_4$ 相关硬化性病变。

左侧锁骨上淋巴结穿刺活检：镜下可见少许增生的淋巴组织，另见少许神经和横纹肌组织。

胸部 B 超：右侧少量胸腔积液；腹部 B 超：肝胆胰脾肾未见明显异常；双侧锁骨上淋巴结肿大。

3. 诊疗过程　入院诊断：① IgG$_4$ 相关疾病？②系统性血管炎？③其他淋巴细胞、浆细胞增生性疾病？④结肠炎症疾病；⑤肠梗阻；⑥原发性高血压病 I 级，低危组。

血清 IgG$_4$ 水平 3.72g/L↑。免疫电泳：免疫球蛋白 G 2850mg/dl↑，κ 轻链（血）1960mg/dl↑，κ/λ 1.361↓，κ 轻链（尿）12.5mg/dl，显示多克隆免疫球蛋白增高，血/尿未见 M 带。

最终诊断：① IgG$_4$ 相关性疾病；② IgG$_4$ 相关性肺病；③肠梗阻；④高血压病 I 级，低危组。

转综合医院进一步诊治。

【难点分析】

本例患者青年男性，病史半年，先后出现腹痛、发热、胸闷、气促、胸痛症状，检查发现患者结肠、肺、胸膜组织均受累，结合患者胸部 CT 表现多发斑片、实性结节、胸腔积液，人们常想到会引起多器官受累的结核病，但患者肺组织、结肠组织的病理结果显示是可见多量淋巴细胞、浆细胞浸润，而非见到典型结核病理表现肉芽肿性炎伴坏死，考虑本病例诊断基本排除结核，需要考虑与病理表现主要为多量淋巴细胞、浆细胞浸润为主的炎症性疾病的鉴别诊断，如系统性血管炎、IgG_4 相关性疾病、浆细胞型 Castleman 病、淋巴瘤等。血清 IgG_4 和免疫电泳检测是鉴别上述疾病诊断最常用的筛查方法，最后结合患者临床症状、血清及组织 IgG_4 水平、影像学及病理学检查结果等综合考虑明确此病的诊断。

【专家点评】

IgG_4 相关疾病是一种罕见的自身免疫介导的纤维炎症性疾病，可累积全身多器官组织、肺、唾液腺、泪腺、胰腺、腹膜后、肾、主动脉是最常见的受累部位。其临床特征是血清 IgG_4 水平升高和受累器官组织大量浆细胞、淋巴细胞浸润。对于肺部受累的 IgG_4 相关疾病患者比较罕见而且临床异质性大，影像学表现也多样包括纵隔 / 肺门淋巴结肿大，肺部实性结节、支气管血管周围受累、实变影、圆形磨玻璃影和间质性疾病等。目前 IgG_4 相关疾病诊断尚缺乏特异性诊断方法，临床诊断具有挑战性，需结合临床表现、血清 IgG_4 水平改变和组织病理学检查及肺外器官累及情况综合考虑。IgG_4 相关疾病对糖皮质激素反应良好，治疗上以糖皮质激素为主，联合免疫抑制药可减少患者复发。本病例患者肠道、肺、胸膜多脏器受累，而且外周血和肺、肠道组织均表现 IgG_4 表达升高，而且激素治疗后肺、肠道组织病变明显好转，支持本病诊断。

【病种介绍】

IgG_4 相关性疾病（IgG_4 related disease，IgG_4RD）是一种病因不明确，但与 IgG_4 淋巴细胞密切相关的慢性进行性发展的自身免疫性疾病。其可累及多个脏器和组织。常见受累器官包括泪腺、胰腺和唾液腺、肺、肾及腹膜后间隙膜等。该类疾病以血清 IgG_4 水平升高及受累器官或组织内 IgG_4 阳性浆细浸润。由于直到 2003 年才认识到 IgG_4 这种疾病，而且长时间没有统一的诊断标准，因此对其发病率了解甚少。目前我国尚无 IgG_4-RD 流行病学数据，日本报道其发病率为 0.28/10 万～1.08/10 万。IgG_4RD 的临床诊断标准为：①临床检查显示单脏器或多脏器局灶或弥漫性的肿大或团块；②血液检查显示血清 IgG_4 水平升高（＞1350mg/L）；③病理检查显示：显著的淋巴细胞和浆细胞浸润和纤维化；IgG_4 浆细胞浸润，$IgG_4/IgG>40\%$，并且 IgG_4 浆细胞＞10 个 / HPF。确定诊断为①＋②＋③，可能诊断为①＋③，可疑诊断为①＋②。IgG_4RD 通常对激素治疗反应好。目前尚无激素治疗方面的相关研究。但一般给予的初始治疗剂量为 30mg/d，直至 1mg/（kg·d）。若治疗有效，2 周内可见明显症状缓解。激素可在后续的数月内逐渐减量。当激素减到 10mg/d 后，可考虑维持数月减少复发率。IgG$_4$ 相关肺病（IgG$_4$RLD）是 IgG$_4$ 相关性疾病累及肺或胸膜时的表现。可单发于肺或是同时累及肺外组织。肺部临床表现相当不特异，很难与其他肺部疾病相区别。一半的患者常伴随咳嗽、胸痛，活动后胸闷等呼吸道症状。IgG$_4$RLD 肺实质受类影像学表现大概有四种形态，即实性结节团块型、圆形磨玻璃型、肺泡间质型、支气管血管束型。其病理表现和治疗方案均与其他部位的 IgG$_4$ 相关疾病相似。

【诊断流程】

以下为具体诊断流程。

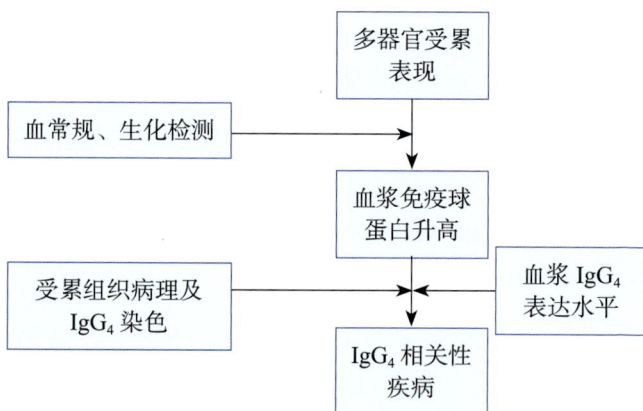

参考文献

[1] Liu JC, Yin W, Westerberg LS, et al. Immune dysregulation in IgG$_4$-related disease [J]. *Front Immunol*, 2021, 12: 738540.

[2] Muller R, Habert P, Ebbo M, et al. Thoracic involvement and imaging patterns in IgG$_4$-related disease [J]. *Eur Respir Rev*, 2021, 30(162): 210078.

[3] 张文, 董凌莉, 朱剑, 等. IgG$_4$ 相关性疾病诊治中国专家共识 [J]. 中华内科杂志, 2021, 60(3): 192–206.

[4] Moura MC, Gripaldo R, Baqir M, et al. Thoracic involvement in IgG4-related disease [J]. *Semin Respir Crit Care Med*, 2020, 41(2): 202–213.

病例19 IgG$_4$ 相关性疾病

病例 20
黏膜相关淋巴组织结外边缘区淋巴瘤

缓慢进展的胸部CT表现为沿支气管血管束、胸膜下分布的肺内磨玻璃、实变阴影，病变内支气管内壁欠光滑，可轻度扩张至胸膜下的患者，无明显感染中毒症状，既往长期大量吸烟、干燥综合征等免疫系统疾病的中老年男性患者要注意除外本病。

【病例介绍】

1. 现病史　患者，男性，75岁，反复盗汗5年，加重4个月，胸闷2个月。

患者5年前出现盗汗，无发热，无咳嗽、咳痰及咯血、消瘦等不适，胸部CT发现肺部阴影，痰抗酸染色涂片"阳性"，考虑肺结核，予异烟肼、利福平抗结核6个月，盗汗改善后自行停药。停药半年后再次出现盗汗，考虑肺结核复发，再次予异烟肼、利福平抗结核6个月，症状改善后自行停药，此后间断盗汗。4个月前患者盗汗明显加重，自行服用异烟肼、利福平抗结核治疗，症状无改善；中药治疗，盗汗无好转。2个月前出现胸闷，胸腔B超发现双侧胸腔积液，左侧胸腔抽取1000ml血性胸腔积液（未送检化验），胸部 CT 双肺多发斑片实变影，纵隔多发肿大淋巴结，双侧少量胸腔积液。1 个月前当地医院痰抗酸染色涂片（++），予异烟肼、利福平、乙胺丁醇、吡嗪酰胺抗结核 1 个月，患者症状无改善，复查胸部 CT 较 2 个月前肺内病变无明显变化。

既往史、家族史、个人史：无异常。

查体：无异常。

2. 化验检查 血气分析：pH 7.45，PaO_2 65mmHg，$PaCO_2$ 38mmHg，BE 正常。血常规：白细胞计数 5.63×10^9/L，中性粒细胞百分比 49.3%，血红蛋白 127g/L，血小板计数 187×10^9/L。肝肾功能正常，ALB32.3g/L，ADA 19.4U/L，LDH 224U/L，CRP8.16mg/L。凝血功能正常。红细胞沉降率 83mm/h。血结核抗体阴性。血 IGRA 阴性。血降钙素原正常。血 G 试验、GM 试验正常。血肿瘤标志物（CEA、NSE、pro-GRP、SCC、CYFRA21-1、AFP、CA199、CA153）正常，CA125 91.29U/ml↑。血自身抗体未见异常，血 ANCA 阴性。血 ACE 正常。

尿常规：蛋白（±）。

痰抗酸染色涂片 3 次均阴性。痰 MTB Xpert 阴性。血降钙素原正常。血 G 试验、GM 试验正常。痰真菌及细菌培养未见致病菌。痰呼吸道病原菌核酸检测：耐甲氧西林葡萄球菌阳性。痰涂片 2 次未见癌瘤细胞。

彩超示双侧胸腔少量积液。双侧锁骨上可见多个肿大淋巴结，左侧较大 1.5cm×0.5cm，右侧较大 1.3cm×0.5cm，形态欠规则，回声不均匀。肝多发囊肿、轻度脂肪肝。

胸部增强 CT：双肺多发斑片实变影，实变病灶内可见钙化结节，周围散在磨玻璃密度影，双肺上叶多发蜂窝样改变，增强扫描实变明显强化，血管造影征。纵隔多发淋巴结，双侧胸膜增厚，双侧胸腔积液（图 20-1）。

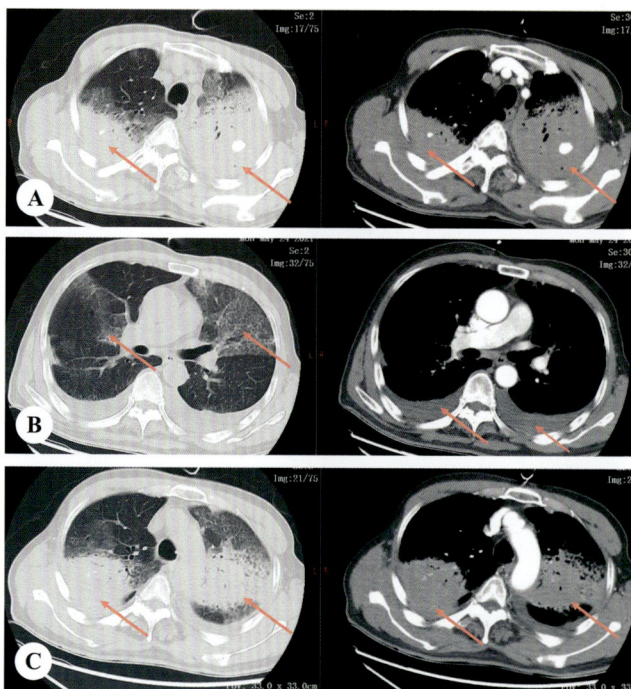

▲ 图 20-1　胸部增强 CT

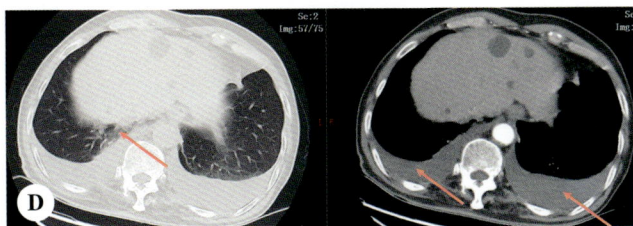

▲ 图 20-1（续） 胸部增强 CT

支气管镜检查：未见异常。支气管镜灌洗液普通培养及真菌培养未见致病菌；支气管刷片及灌洗液刷片抗酸染色阴性；灌洗液 MTB Xpert 阴性；刷片及灌洗液未查到癌细胞。

右肺穿刺病理：淋巴组织增生性病变（图 20-2），结合形态及免疫组化，考虑 B 细胞性淋巴瘤（结外黏膜相关边缘区淋巴瘤 MALT）。免疫组化：CD21（部分 +），CD20（+），CD3（-），CD79a（+），CD5（-），CDpan（-），CD68（+），CD38（-），CD138（部分细胞 +）。

3. 诊疗过程 根据肺穿刺病理结果，诊断为黏膜相关淋巴组织结外边缘区淋巴瘤（MALT 淋巴瘤）。

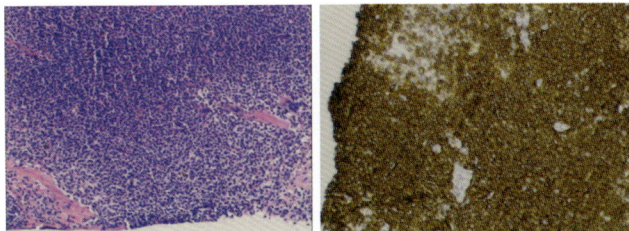

▲ 图 20-2 右肺穿刺病理：淋巴组织增生性病变

病例 20 黏膜相关淋巴组织结外边缘区淋巴瘤

患者确诊后自动出院，出院后口服中药。随诊 5 年，患者一般情况好，无明显不适。

【难点分析】

该患者老年男性，慢性病程，胸部 CT 可见双肺斑片实变影，周围可见磨玻璃影，符合 MALT 淋巴瘤的表现。但患者整个病程中以盗汗为主要表现，且实变内可见钙化结节，纵隔可见肿大淋巴结，双侧胸腔少量积液，这些表现在 MALT 淋巴瘤中少见。且外院两次痰 AFB 阳性，增加了诊断的复杂性和难度。少见病例，再加上其不典型表现更增加了诊断的难度。最终的诊断还要依靠穿刺活检病理诊断。

【专家点评】

该病例慢性病程，且整个病程以盗汗为主要临床表现，结合胸部 CT 双肺多发斑片影，伴胸腔积液，与肺结核很难鉴别，且当地医院 2 次痰涂片抗酸染色阳性，给诊断带来很大困扰。但该患者这个病程有其独特的特点，起病隐匿，进展缓慢，影像学表现主要为片状实变影，病变内可见扩张的支气管、血管造影征，病变周围可见磨玻璃影及片絮影。这些特点要考虑 MALT 淋巴瘤。但临床工作中，这样的病例仍需要同炎症性肺癌等进行鉴别。

【病种介绍】

黏膜相关淋巴组织淋巴瘤是来源于黏膜相关淋巴组织边缘带的低度恶性非霍奇金 B 细胞淋巴瘤，惰性肿瘤，低度恶性，最常见于胃肠道，其次为肺和腮腺等。该病多见于中老年人，男性多见，起病隐匿，进展缓慢，可逐渐出现咳嗽、气促、呼吸困难，临床表现不特异。目前研究认为，该病与慢性炎症、吸烟或自身免疫病（最常继发于干燥综合征）的慢性抗原刺激有关。肺 MALT 淋巴瘤极为罕见，占淋巴瘤的 0.14%～1%。但肺原发性淋巴瘤中，MALT 淋巴瘤占 60%，易被误诊为肺炎、肺曲霉菌病、肺腺癌、肺结核、机化性肺炎，平均诊断延迟长达 2 年。

该病影像学表现有其特点，影像学病变分为实变型、结节肿块型、支气管血管淋巴管型（弥漫结节网状间质型）、混合型，以前两型多见。实变型常多发实变影，沿支气管血管束、胸膜下分布，可跨叶生长，没有某一叶的倾向性。实变影边缘模糊呈棉絮状或磨玻璃样改变，其病理基础为肿瘤浸润周围组织使间质轻度增厚或气腔不完全充盈所致。可见"支气管充气征"，支气管内壁欠光滑，可轻度扩张至胸膜下是本病较为特征性的征象。增强后中等程度均匀强化，可见"血管造影征"。肺门及纵隔淋巴结肿大少见；胸腔积液少见且多为良性，与淋巴管或静脉阻塞有关。诊断依赖于组织活检病理。肺

PET-CT 可协助确定穿刺活检取材部位。

目前肺 MALT 淋巴瘤的治疗尚无统一的规范，其化疗方案为 CHOP 或利妥昔单抗治疗。对于局限性病变，可采用手术治疗，目前研究支持随访观察不予治疗。该病预后良好，5 年生存率＞80%，中位生存时间超过 10 年。

【诊断流程】

以下为具体诊断流程。

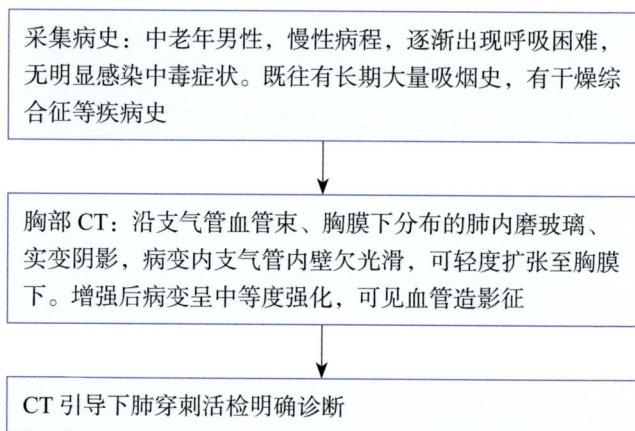

采集病史：中老年男性，慢性病程，逐渐出现呼吸困难，无明显感染中毒症状。既往有长期大量吸烟史，有干燥综合征等疾病史

胸部 CT：沿支气管血管束、胸膜下分布的肺内磨玻璃、实变阴影，病变内支气管内壁欠光滑，可轻度扩张至胸膜下。增强后病变呈中等度强化，可见血管造影征

CT 引导下肺穿刺活检明确诊断

参 考 文 献

[1] 张卫东，关玉宝，李传行，等 . 肺黏膜相关淋巴组织淋巴瘤的 CT 诊断 [J]. 中华放射学志 , 2010, 44(12):1294–1296.

[2] 强军，齐鹏飞，高万勤，等 . 肺黏膜相关淋巴组织淋巴瘤的 CT 平扫、增强及 HRCT 表现 [J]. 中华医学杂志 , 2013, 93(21):1634–1636.

[3] 雷强, 李新春, 万齐, 等. 肺黏膜相关淋巴组织淋巴瘤的 CT、PET/CT 表现及预后随访 [J]. 中国临床医学影像杂志, 2018(9): 620–623,639.

[4] Bae YA, Lee KS, Han J, et al. Marginal zone B-cell lymphoma of bronchus-associated lymphoid tissue: imaging findings in 21 patients [J]. *Chest*, 2008,133(2):433–440.

病例 20 黏膜相关淋巴组织结外边缘区淋巴瘤

病例 21
左前纵隔卵黄囊瘤

青年、血 AFP 升高是纵隔卵黄囊瘤的重要特征，并且 AFP 可以作为动态监测指标。卵黄囊瘤不建议放疗，可以先化疗，再手术切除，是否能够完整切除影响患者预后。

【病例介绍】

1. 现病史 患者，男性，29 岁。主诉发现左前纵隔占位 6 天。患者 6 天前入职体检胸片发现纵隔增宽，后行 CT 检查发现前纵隔占位，直径 8cm。无明显重症肌无力症状，无咳嗽、咳痰，无发热、胸痛、声音嘶哑，无盗汗、乏力、气短、消瘦，无上腔静脉压迫、关节痛、杵状指。发病以来，患者精神状态、体力、食欲、睡眠良好。

既往史：既往体健，3 年前精索静脉曲张手术史。

家族史：否认冠心病、高血压、糖尿病、肿瘤、遗传性疾病等家族史。

查体：一般情况良好，营养良好，浅表淋巴结未及肿大。双肺呼吸音清，未闻及干湿啰音。心律齐，各瓣膜听诊区未闻及杂音。腹平软，无明显压痛反跳痛及肌紧张，未触及包块，肝脾肋下未及。

2. 诊疗过程　患者入院后胸部增强CT（图21-1）提示前纵隔偏左侧不规则软组织肿块影，大小约4.5cm×3.0cm，增强扫描呈不均匀强化，分叶状，局部压迫肺主动脉，病变局部与心包分界不清，邻近肺野少许索条影及受压肺组织。考虑患者年龄，查血AFP明显升高（5168U/ml），尿hCG正常。CT定位下左前纵隔穿刺病理诊断为卵黄囊瘤。

经多学科讨论后建议给予术前BEP方案化疗。行术前1/2周期BEP方案化疗：依托泊苷200mg，$D_1 \sim D_5$；顺铂40mg，$D_1 \sim D_5$；博来霉素30U，D_1、D_8、D_{15}。化疗过程顺利，化后出现Ⅰ度粒细胞减少及轻度胃肠道反应，对症治疗后好转，2周期治疗中发现房颤，加用琥珀酸美托洛尔口服后转复窦性心律。2周期后复查AFP：32.62U/ml↑，较前明显下降。胸部CT示治疗有效，疗效PR，继续第3周期BEP方案化疗依托泊苷200mg，$D_1 \sim D_5$；顺铂40mg，$D_1 \sim D_5$；博来霉素30U，D_1、D_8、D_{15}。化疗后出现Ⅱ度粒细胞减少，经G-CSF治疗后恢复。行EP方案第4周期治疗（依托泊苷200mg，$D_1 \sim D_5$；顺铂40mg，$D_1 \sim D_5$），过程顺利。

患者4周期化疗后，入院全面复查。胸部CT增强（图21-2）：前纵隔肿块较前缩小（4.5cm×3.0cm），血AFP降至6.57U/ml（正常值0~5.8U/ml）。

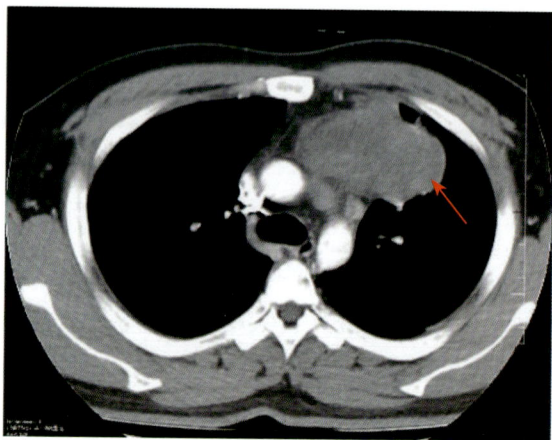

▲ 图 21–1　患者入院增强 CT

前纵隔偏左侧不规则软组织肿块影，大小约 9.0cm ×
6.2cm，增强扫描呈不均匀强化，分叶状，局部压迫肺
主动脉，病变局部与心包分界不清，邻近肺野少许索条
影及受压肺组织；纵隔多发淋巴结

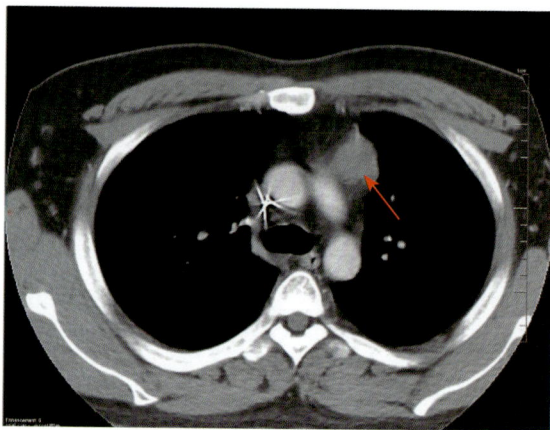

▲ 图 21–2　患者术前增强 CT

前纵隔明显变小 4.5cm × 3.0cm

经多学科 MDT 讨论，患者应进行外科手术治疗。

手术患者右侧卧位，经左腋中线第 5 肋上缘取长约 4cm 切口入胸，逐层切开胸壁，胸腔镜进胸探查。见胸膜广泛粘连，逐渐分离，肺表面有中量炭沫沉积，肺裂发育全。纵隔病变位于左前纵隔胸膜下，大小约 4.5cm × 3.5cm × 3cm。质硬，肿瘤侵蚀前纵隔胸膜及左膈神经，且与左肺上叶纵隔面粘连紧密，以超声刀逐渐游离肿瘤与前纵隔胸膜粘连区域，将肿瘤逐渐由心包表面剥离，可见膈神经被肿瘤侵蚀，无法将膈神经自肿瘤外包膜剥离，遂分别距肿瘤上下缘约 1cm 处切断膈神经，剥离肿瘤至左肺门，肿瘤与左肺上叶粘连紧密无法分离，且肿瘤紧邻左肺上叶静脉根部，遂行左肺上叶切除。游离出上肺静脉，以血管切割闭合器断离闭合。于叶间显露上叶各动脉分支。分别用血管切割闭合器离断闭合。同时清扫叶间淋巴结。显露出上叶支气管，距其开口约 0.5cm 支气管切割闭合器闭合，膨肺见余肺复张，上叶仍完全萎陷，遂切断闭合上叶支气管，以肺组织七个闭合器离断发育不全的斜裂，完整切除左肺上叶。局限性清扫各组纵隔淋巴结。游离下肺韧带达下肺静脉下缘，清扫下肺韧带旁淋巴结。蒸馏水冲洗胸腔，试水肺断面及支气管残端无漏气，余肺复张充分。

术后组织标本重复取材病理评估，诊断纵隔卵黄囊瘤，新辅助治疗后残余肿瘤细胞镜下直径约

7mm；背景可见大量坏死及纤维组织增生，并见组织细胞浸润，符合治疗后改变（图 21-3）。

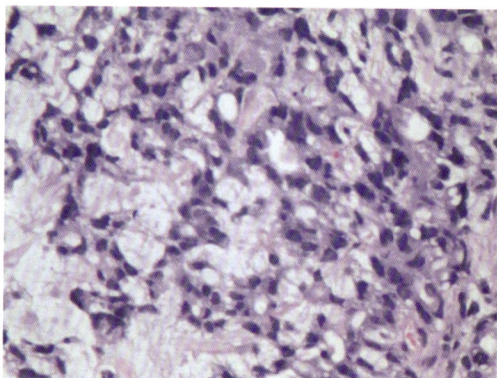

▲ 图 21-3　卵黄囊瘤：肿瘤细胞呈晒网状排列

【难点分析】

本例患者为青年男性，无明显症状，体检发现纵隔肿物。进一步检查过程中，病灶增大，进展迅速。考虑患者年龄及疾病进行，首先考虑生殖细胞肿瘤，不排除淋巴造血及胸腺肿瘤。血 AFP 明显升高（5168U/ml），进一步提示生殖细胞肿瘤。后进行 CT 引导下穿刺活检，病理证实为卵黄囊瘤，未见其他生殖细胞肿瘤成分。

经多学科讨论后，建议给予术前 BEP 方案化疗，4 个周期后肿瘤缩小（4.5cm×3.0cm），血 AFP 降至 6.57U/ml（正常值 0～5.8U/ml）。再次经多学科 MDT 讨论后，患者行外科手术治疗，完整切除肿瘤。术后病理诊断为卵黄囊瘤，治疗后残余肿瘤组织 7mm。

本例患者年龄及 AFP 符合卵黄囊瘤特征，病情进展迅速。在整个诊治过程中，内科及时正确的选择化疗方案，外科恰当正确的抓住手术时机，为患者带来生存获益。

【专家点评】

1. 内科 患者青年男性，血 AFP 明显升高，首先考虑生殖细胞肿瘤，不能除外淋巴造血及胸腺肿瘤。穿刺活检获知病理结果为卵黄囊瘤，应积极化疗。本例患者经过 4 个周期化疗，病灶明显缩小，APF 降低并接近正常值，证明化疗方案有效，为患者争取到更多治疗机会。

2. 外科 患者 4 个周期化疗后，病灶缩小，经影像学全面评估，没有远处转移，可以进行手术。术中发现肿瘤侵蚀前纵隔胸膜及左膈神经，无法将膈神经自肿瘤外包膜剥离，遂分别距肿瘤上下缘约 1cm 处切断膈神经，剥离肿瘤至左肺门，肿瘤与左肺上叶粘连紧密无法分离，且肿瘤紧邻左肺上叶静脉根部，遂行左肺上叶切除。患者术后恢复良好。

3. 放疗科 患者为卵黄囊瘤，放疗效果不佳，不建议放疗。

4. 病理科 患者术前穿刺活检为卵巢黄瘤，形态及免疫组化均比较典型，未见到其他生殖细胞肿瘤成分。术后病理诊断评估重点有四：①是否有其他生殖细胞肿瘤成分？②新辅助化疗反应如何？③膈神经及肺组织是否侵犯？④切缘是否无肿瘤残留？病理科准确定位及全部取材后，发现肿瘤细胞大部分坏死，仅仅残留 7mm 肿瘤灶，膈神经受侵犯，肺组织粘连无法分离但未侵犯，各个切缘均为阴性。

【病种介绍】

生殖细胞肿瘤起源于原始生殖细胞，颅内的松果体区及鞍区、纵隔、腹膜后及骶尾部这些中轴线附近的区域是性腺外生殖细胞肿瘤的好发部位。纵隔性腺外生殖细胞肿瘤占所有性腺外生殖细胞肿瘤的 50%～70%。

原发纵隔卵黄囊瘤发病年龄群分布呈现双峰模式，分为婴幼儿及青春期后两个年龄段。青春期后几乎仅发生于男性患者，平均年龄为 30 岁。

纵隔卵黄囊瘤生长迅速，很容易侵犯周围邻近组织，且在发病时已伴有转移，导致原发病灶难以切除且预后极差。90% 的患者 AFP 水平升高，且 AFP 是诊断和评估预后的关键指标。纵隔卵黄囊瘤病理组织学结构多种多样，微囊型（网状型）是最常见的组织学结构。透明小滴十分常见，PAS 反应阳性并抗淀粉酶消化。除了形态学特征外，免疫组织化学 CK、AFP、SALL4 阳性也较为常见。

【诊断流程】

以下为具体诊断流程。

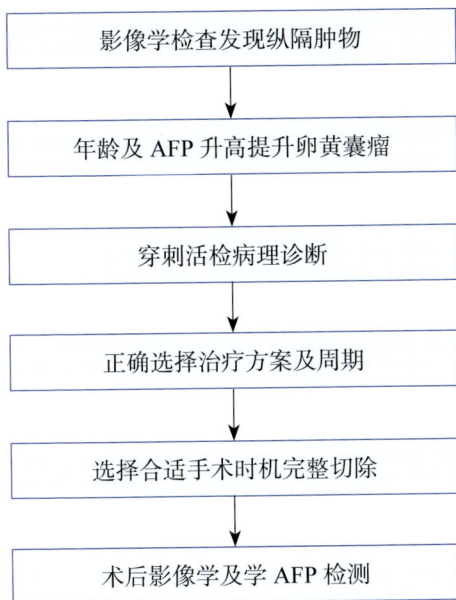

```
┌─────────────────────────────┐
│   影像学检查发现纵隔肿物    │
└─────────────────────────────┘
              ↓
┌─────────────────────────────┐
│ 年龄及 AFP 升高提升卵黄囊瘤 │
└─────────────────────────────┘
              ↓
┌─────────────────────────────┐
│      穿刺活检病理诊断       │
└─────────────────────────────┘
              ↓
┌─────────────────────────────┐
│    正确选择治疗方案及周期   │
└─────────────────────────────┘
              ↓
┌─────────────────────────────┐
│  选择合适手术时机完整切除   │
└─────────────────────────────┘
              ↓
┌─────────────────────────────┐
│   术后影像学及学 AFP 检测   │
└─────────────────────────────┘
```

参考文献

[1] Yu Y, Jiang Y, Zhang X,et al. Management of Primary Mediastinal Yolk Sac Tumors: A Single Institution Experience with 10 Patients [J]. *ResearchGate*, 2021:10.21203/RS.3.RS-279668/V1.

[2] Diqing Wu, Kun Zhang, Xueqin Zhang, et al. Primary mediastinal yolk sac tumor: A case report and literature review [J]. *Clin Case Rep*, 2023, 11(8):e7781.

[3] Cindy Cecilia,Djohan Ardiansyah, Fadil, et al. A rare case of brain metastatic of primary mediastinal yolk sac tumor [J]. *Radiol Case Rep*, 2023, 18(3):1041–1045.

[4] Bing Liu, Gang Lin, Jingwei Liu, et al. Primary mediastinal yolk sac tumor treated with platinum-based chemotherapy and extended resection: Report of seven cases [J]. *Thorac Cancer*, 2018, 9(4):491–494.

结核病经典病例评析

附　录
常用缩略语中英对照

缩略语	英文全称	中文名称
ACE	angiotensin converting enzyme	血管紧张素转换酶
ADA	adenosine deaminase	腺苷脱氨酶
AFP	alpha fetoprotien	甲胎蛋白
ALB	albumin	白蛋白
ALP	alkaline phosphatase	碱性磷酸酶
ALT	alanine aminotransferase	丙氨酸氨基转移酶
ANA	anti-nuclear antibody	抗核抗体
ANCA	anti-neutrophil cytoplasmic antibodies	抗中性粒细胞胞质抗体
APTT	activated partial thromboplastin time	活化部分凝血活酶时间
AST	aspartate aminotransferase	天门冬氨酸氨基转移酶
BACTEC；MGIT 960	BACTECTM MGITTM960 System	分枝杆菌培养鉴定药敏系统
BALF	bronchoalveolar lavage fluid	支气管肺泡灌洗液
Bcl-2	B-cell lymphoma-2	B 淋巴细胞瘤 -2
BE	base excess	剩余碱

177

BNP	brain natriuretic peptide	脑利尿钠肽
BUN	blood urea nitrogen	血尿素氮
C3	complement 3	补体 C3
C4	complement 4	补体 C4
CA125	cancer antigen 125	癌抗原 125
CA153	cancer antigen 153	癌抗原 153
CA199	carbohydrate antigen 199	糖链抗原 199
cANCA	anti-neutrophil cytoplasmic antibodies	抗中性粒细胞胞质抗体
CD	cluster differentiation	白细胞分化抗原
CDFI	color Doppler flow imaging	彩色多普勒血流显像
CEA	carcinoembryonic antigen	癌胚抗原
CHOL	cholesterol	胆固醇
CKpan	pancytokeratin	广谱细胞角蛋白
CL	chloride	氯化物
CMV-DNA	cytomegalovirus deoxyribonucleic acid	巨细胞病毒脱氧核糖核酸
CO	cardiac output	心排血量
CRE; CREA	creatinine	肌酐
CRP	C reactive protein	C 反应蛋白
CT	computed tomography	计算机断层扫描
cTNI	cardiac troponin I	心肌肌钙蛋白 I
CTPA	CT pulmonary angiography	计算机断层扫描肺动脉造影
CVP	central venous pressure	中心静脉压
CYFRA21-1	cytokeratin 19 fragment	细胞角蛋白 19 片段

DBIL	direct bilirubin	直接胆红素
D-D	D-dimer	D-二聚体
EBNA1-IgG	epstein-barr virus nuclear antigen 1 immunoglobulin G	抗 EB 病毒核抗原免疫球蛋白 G
EBV-CA-IgA	epstein-barr virus capsid antigen immunoglobulin A	抗 EB 病毒衣壳抗原免疫球蛋白 A
EBV-CA-IgG	epstein-barr virus capsid antigen immunoglobulin G	抗 EB 病毒衣壳抗原免疫球蛋白 G
EBV-CA-IgM	epstein-barr virus capsid antigen immunoglobulin M	抗 EB 病毒衣壳抗原免疫球蛋白 M
EBV-DNA	epstein-barr virus nuclear deoxyribonucleic acid	EB 病毒脱氧核糖核酸
EBV-EA-D-IgG	epstein-barr virus early antigen immunoglobulin G	抗 EB 病毒早期抗原免疫球蛋白 G
EMA	epithelial membrane antigen	上皮膜抗原
EOS; EO	eosinophil	嗜酸性粒细胞
ESR	erythrocyte sedimentation rate	红细胞沉降率
FDC	folliculardendritic cell	滤泡树突状细胞
FIB	fibrinogen	纤维蛋白原
FT3	free triiodothyronine	游离型三碘甲状腺原氨酸
FT4	free thyroxine	游离型甲状腺素
GGT	γ-glutamyl transferase	γ- 谷氨酰转移酶
GLB	globulin	球蛋白
GLU	glucose	葡萄糖
GM 试验	glactomannan test	半乳甘露聚糖试验
G 试验	β-1, 3-D-glucan test	β-1, 3-D 葡聚糖试验

Hain test	HAIN line probe assay	线性探针技术
HbA1c	glycated hemoglobin	糖化血红蛋白
HCO_3^-	bicarbonate	碳酸氢根
HGB	hemoglobin	血红蛋白
HIV	human immunodeficiency virus	人类免疫缺陷病毒
HRCT	high resolution computed tomography	高分辨率电子计算机断层扫描
Ig	immunoglobulin	免疫球蛋白
IGRA	interferonγ release assay	γ 干扰素释放试验
K; K^+	potassium	钾
Kappa; κ	immunoglobulin kappa light chain	免疫球蛋白轻链 κ 型
L/LY	lymphocyte	淋巴细胞
LAC	lactate	乳酸
Lambda; λ	immunoglobulin lambda light chain	免疫球蛋白轻链 λ 型
LDH	lactate dehydrogenase	乳酸脱氢酶
LDL	low density lipoprotein	低密度脂蛋白
MAP	mean arterial pressure	平均动脉压
mNGS	metagenomics next generation sequencing	宏基因组二代测序
MRI	magnetic resonance imaging	磁共振成像
MTB Xpert; Xpert MTB/ RIF; Xpert; Gene Xpert	Gene Xpert MTB/RIF	结核分枝杆菌利福平耐药实时荧光定量核酸扩增检测
N/NE	neutrophil	中性粒细胞
NA; Na^+	sodium	钠

NGS	next-generation sequencing technology	二代测序
NSE	neuron specific enolase	神经元特异性烯醇化酶
NTM-DNA	non-tuberculous mycobacterium deoxyribonucleic acid	非结核分枝杆菌脱氧核糖核酸
PaCO$_2$	arterial partial pressure of carbon dioxide	动脉血二氧化碳分压
PaO$_2$	arterial partial pressure of oxygen	动脉血氧分压
PAS 染色	periodic acid-Schiff stain	过碘酸希夫染色 / 糖原染色
PCO$_2$	partial pressure of carbon dioxide	二氧化碳分压
PCR	polymerase chain reaction	聚合酶链式反应
PCT	procalcitonin	降钙素原
PET-CT	positron emission tomography and computed tomography	正电子发射计算机体层显像仪
PH	pondus hydrogenii	酸碱度
PLT	platelet	血小板
PO$_2$	partial pressure of oxygen	氧分压
PPD 试验	purified protein derivative test	纯蛋白衍化物试验
PR3	proteinase 3	蛋白酶 3
PRO	protein	蛋白质
pro-GRP	pro-gastrin-releasing peptide	胃泌素释放肽前体
PT	prothrombin time	凝血酶原时间
QFT	QuantiFERON-TB Gold test	结核感染 T 细胞检测
QTc	corrected QT interval	校正的 QT 间期
RBC	red blood cell	红细胞

SCC	squamous cell carcinoma antigen	鳞状上皮癌细胞抗原
SpO$_2$	blood oxygen saturation	血氧饱和度
SUVmax	maximum standardized uptake value	最大标准摄取值
Syn	synaptophysin	突触素
T$_3$	3,5,3'-triiodothyronine	3,5,3'– 三碘甲状腺原氨酸
T$_4$	3,5,3',5'-tetraiodothyronine	3,5,3',5'– 甲状腺素
TB-DNA	tuberculosis deoxyribonucleic acid	结核分枝杆菌脱氧核糖核酸
TBIL	total bilirubin	总胆红素
TBLB	transbronchial lung biopsy	经支气管镜肺活检术
TG	triglyceride	三酰甘油
Tmax	maximum temperature	最高体温
TP	total protein	总蛋白
TSH	thyroid stimulating hormone	促甲状腺激素
T-SPOT; T-SPOT.TB	T-SPOT.TB test	结核感染 T 细胞检测
TT	thrombin time	凝血酶时间
TTF-1	thyroid transcription factor-1	甲状腺转录因子 –1
UA	uric acid	尿酸
V/Q 显像	ventilation/perfusion scan	肺通气 / 灌注显像
Vimentin	vimentin	波形蛋白
WBC	white blood cell	白细胞

首都医科大学附属北京胸科医院
结核学科介绍

首都医科大学附属北京胸科医院于1955年建院，从中央直属结核病研究所、中央直属结核病医院，逐步演化为北京胸科医院。在结核病防治的征途中，北京胸科医院始终站在全国乃至国际的前列，以其卓越的学科建设、深厚的技术积淀和广泛的医疗辐射能力，为结核病的诊疗与研究贡献着不可或缺的力量。本病例集精选了医院近年来在结核病诊治过程中的经典案例，旨在通过生动的实践案例，展现医院结核学科的建设成就与临床实力。

一、学科建设：引领潮流，铸就辉煌

首都医科大学附属北京胸科医院结核学科，作为全国结核病防治的标杆，连续九年在中国医院科技量值STEM排名中位居榜首，连续五年位列中国医院及专科声誉复旦排行榜结核病专科排名第一。医院高度重视结核病的专科建设，通过细分专科领域，打造了一支高水平的研究型团队。耐药结核病亚专科、骨结核亚专科、脑膜炎亚专科等亚专科的设立，不仅推动了结核病诊疗技术的精益求精，更为国内外同行提供了宝贵的经验与借鉴。

二、技术创新：突破瓶颈，引领未来

在结核病的诊断与治疗领域，医院始终保持着技术创新的活力。通过引入新的分子生物学技术，医院成功地将耐药结核病细菌学诊断时间大幅缩短，显著提高了诊断效率与准确性。开展新药临床试验与国际合作研究约每年 30 余项，推动结核病治疗方案的持续优化与创新。这些技术成果的取得，不仅为结核病患者带来了福音，更为全球结核病防治事业注入了新的动力。

三、专家团队：群英荟萃，共筑辉煌

医院结核学科拥有一支由国内外知名专家组成的顶尖团队。他们不仅在学术研究上造诣深厚，更在临床实践中积累了丰富的经验。同时作为院所合一的单位，在研究所的支撑下，不断创新、转化，在新药研发、临床试验、新的诊断试剂盒的推广应用等方面均位居国内领先。在耐药结核病、结核性脑膜炎、儿童和成人骨结核感染、非结核感染菌感染等疾病的诊断、治疗、基础研究、技术转化方面特色鲜明。

四、医疗辐射：惠及四方，共筑健康

作为全国结核病防治的领军单位，通过北京结核病诊疗技术创新联盟、北京市结核病专病联盟、北京市感染性疾病临床专科等平台，共纳入 140 余家医疗合作单位，为基层医院人才培养、技术开展、理念转变等方面都发挥着重要的作用。通过设立疑难疾病会诊和 MDT 制度、建立结核病多学科诊疗中心等方式，提升医院医疗辐射能力和影响力。

本病例集的出版，不仅是对首都医科大学附属北京胸科医院结核学科建设成就的总结与展示，更是对未来结核病防治事业的期许与展望。在 70 年院庆到来之际，在医院全体同仁的共同努力下，结核病防治事业必将迎来更加辉煌的明天，也期待更多的同行与学者能够加入到这一伟大的事业中来，共同为人类的健康福祉贡献智慧与力量。